醫砭 譯疏

徐靈胎　著
王孟英 參訂
경희대학교 한의과대학 신계내과학교실 譯疏

안세영 · 안영민 · 이병철 · 이진신 · 전창선 · 조정래

集文堂

머리말

어느덧 봄도 이미 끝나 가는 계절이 되었습니다. 2004년부터 시작된 明淸代 저서들에 대한 번역작업의 첫 번째 결과물인 『醫醫病書 譯疏』(集文堂, 2005년 5월 20일 출간)가 출판된 지 벌써 1년이 흘렀습니다. 실력도 미천하고 게으른 제가 代表 譯疏者가 되어 원고를 가지고 꾸물거린 지 1년여 만에 겨우 책을 완성할 수 있었습니다. 그동안 개인적으로 『景岳全書』 발간에 시간이 쫓겨서 미처 이 책을 정리할 여유가 없었다는 핑계 아닌 핑계가 있기는 했지만, 그래도 『醫砭』의 譯疏작업을 같이했던 다섯 분의 선생님들께 죄송한 마음을 금할 길이 없습니다.

세상은 계속 돌고 도는가 봅니다. 『景岳全書』와 『醫砭』을 같은 기간에 읽고 번역작업을 하다 보니, 의사들의 전반적인 폐해를 지적한 『醫砭』의 내용중에 공교롭게도 張景岳 先生을 비판하는 글이 많이 있었습니다. 張景岳 先生은 『景岳全書』에서 200여 년 전의 丹溪 先生을 신랄하게 비판했는데, 자신 역시 다시 200여 년이 지난 후에 이 책에서 徐靈胎 先生으로부터 가혹할 정도의 비판을 받습니다. 처음에는 저 역시 이런 사실을 어떻게 받아들여야 할지 곤란했습니다. '과연 누가 맞고 누가 틀린가?' 하지만 두 책은 서로 다른 책이 아니었습니다. 『景岳全書・傳忠錄』에서 張景岳 先生은 "天地陰陽의 道는 본래 스스로 和平하지만 조금이라도 和平하지 않으면 재해가 생긴다. 내가 '陽常不足'이라 말하는 것 역시 왜 한쪽으로 치우친 견해가 아니겠는가? 丹溪의 補陰說의 誤謬 때문에 부득이 이처럼 반대로 말해서 萬世의 生氣를 구하려는 것이다. (중략) 내가 '陽常不

足'이라 말하는 것 역시 봄과 같은 인체의 生氣를 아끼는 杞나라 사람의 염려일 뿐이다"라고 말하고, 이 책의 「詭誕」篇에서 徐靈胎 先生은 "내가 寒凉한 藥으로 攻伐만 한다고 의심하는 사람도 있는데, 그들은 내가 이렇게 해서 溫補를 誤用하는 사람들을 훈계하려고 한 것이지 溫補를 전부 써서는 안 된다고 말하는 것이 아니란 점을 모르고 있다"고 말하고 있습니다. 즉, 明淸 각 시대를 대표하는 醫家 두 분의 마음은 陰陽의 和平한 道의 유지에 있었고, 이를 위해 '得其中' '中和'를 목표로 각자의 학문적 견해를 견지했을 뿐이었습니다.

이번 발간하는 『醫砭 譯疏』는 다른 책에 비해 비교적 복잡한 역사를 가지고 있습니다. 이 책은 우리에게 『醫貫砭』 『醫學源流論』 등으로 잘 알려진 洄溪 徐靈胎 先生이 1767년에 편찬한 『愼疾芻言』을 張柳吟이 『醫砭』으로 改名하고, 『溫熱經緯』로도 유명한 王士雄이 자신의 의견을 보충하여 1850년에 출판하였습니다. 따라서 본 『醫砭 譯疏』는 한 권의 책으로 徐靈胎, 張柳吟, 王士雄이라는 유명한 淸代 醫家들의 의학사상을 맛볼 수 있는 그야말로 '一石三鳥'의 책이라 할 수 있을 것입니다.

미천한 실력으로 부족한 책을 내놓게 되어 스승이신 두호경 선생님께 누를 끼치지나 않을까 두렵습니다. 그래도 저희 腎系內科學 敎室 구성원들의 마음을 담아 정성껏 만들었습니다. 많이 읽혔으면 좋겠습니다.

끝으로 정성을 다하여 편집교정을 해주신 집문당 남시중 부장님께 감사드립니다.

2006년 5월 30일

譯疏者 代表 안영민 謹識

일러두기

1. 이 책의 底本은 明淸名醫全書大成『王孟英醫學全書』(中國中醫藥出版社, 1999년 8월 제1차 인쇄)이다.
2. 이 책은 篇別로 原文, 譯, 疏의 순서로 편집했는데, 한 篇의 條文이 너무 긴 경우는 문단을 구분하였고, 한 篇의 마지막에 해설 형태의 疏를 수록하였다.
3. 번역은 直譯을 위주로 했지만, 보다 명확한 의미가 필요한 경우는 意譯을 하였다.
4. 다음 몇 가지 경우에는 脚注의 형식으로 譯注를 달았다.
   1) 내용을 이해하기 위해 도움이 되는 보충 설명
   2) 원문중 직・간접적으로 언급되거나 인용된 문장의 出典
   3) 원문중 소개된 醫書나 醫家의 개괄적 소개
   4) 비교적 생소한 한자의 뜻
5. 이 책은 6명이 공동으로 번역작업을 했지만, 譯疏者 대표가 내용을 모두 취합하여 번역의 어투와 방법 등을 통일함으로써 글의 일관성을 유지할 수 있도록 하였다.

차 례

序

【原文】 序

無棣張柳吟[1)]先生，邃[2)]于醫學，與余交最深，曩[3)]于天台[4)]道上草『霍亂論[5)]』稿，乃先生鑑定者．繼又爲余編次甲辰治案，題曰『仁術志[6)]』，而序以待梓[7)]．別後寄示手訂洄溪[8)]『愼疾芻言[9)]』一冊，且云芻言[10)]者，謙詞也．際此醫學荒蕪之日，非此書無以砭俗尙之錮習，宜易其名曰『醫砭』．昔徐

---

1) 張柳吟(장유음): 淸代의 내과의사. 趙菊齋 등과 함께 『仁術志』 醫案을 수정했고, 1838년 王士雄이 天台道에서 草稿한 『霍亂論』을 鑑修하였다.
2) 邃(수): 학문의 깊이가 심오하다. 깊다.
3) 曩(낭): 접때. 앞서. 이전에.
4) 天台(천태): 浙江省 天台縣의 서쪽에 있는 天台宗의 聖地인 산이다. 道光 十七年(1837년)에 浙江省 지역에서 霍亂病이 창궐했는데, 그 이듬해에 王士雄이 『霍亂論』을 저술했다.
5) 霍亂論(곽란론): 上下 2권인데, 上卷에는 寒熱을 상세히 논하고 下卷에는 古人 및 자신의 醫案을 싣고 있다. 霍亂에 대해 가장 완비된 책으로 王仲安이 인쇄해서 세상에 유포했다.
6) 仁術志(인술지): 編年體(시대순서로 편집)로 기술된 『王氏醫案』 중 하나이다. 初篇은 1824년에서 1843년까지의 기록인 2권의 『回春錄』이고, 續篇은 1844년에서 1851년까지의 기록인 8권의 『仁術志』로, 張柳吟이 간행했다.
7) 梓(재): 출판하다. 판각하다.
8) 洄溪(회계): 淸代의 저명한 醫家인 徐大椿을 말한다. 만년에 洄溪에 은거하여 號를 洄溪老人이라 했다. 상당한 비판정신을 가지고 치료에 峻補辛熱한 약제를 남용하는 풍토를 반대하고 의사는 藥性에 통달해야 한다고 주장하면서 庸醫를 배척했는데, 어떤 측면에서는 지나치게 보수적인 사상경향을 띤다. 저서로는 『難經經釋』 『神農本草經百種錄』 『醫貫砭』 『醫學源流論』 『傷寒類方』 『愼疾芻言』 『蘭臺軌范』 등이 있다.
9) 愼疾芻言(신질추언): 1767년에 淸代의 徐大椿이 편찬한 책이다. 의학계의 폐해를 분석하고 醫案들이 질병 치료에 신중을 기할 것을 주장했다. 補劑의 誤用과 內科雜病 誤治에 대한 논술과 노인, 부녀자, 소아 등 相異한 환자 치료의 구별 및 外科 病證治療 등이 들어 있다. 본서는 王士雄의 간행본도 있는데, 이를 張柳吟이 補輯하여 『醫砭』이라 개명하고 『潛齋醫學叢書』에 편입했다.
10) 芻言(추언): (자신의 의견을 낮추어 이르는 말) 소견. 하찮은 의견.

氏嘗著『醫貫砭[11]』, 專砭崇信『醫貫[12]』之病; 吾名此書爲『醫砭』, 則醫之通病胥[13]砭. 醫而受砭則病去, 醫必病去, 而後可以去人之病; 醫而不受砭, 則病錮, 醫之病錮, 而謂能去人之病, 不已傎[14]乎! 不知吾子以爲何如? 余讀而題之. 頃至宜黃[15]攜示楊素園[16]大令, 嘆曰: 洵時師之藥石也, 何可久秘帳中耶? 爰附管窺[17]付諸梨棗[18], 惟我同志, 幸毋諱病而拒砭, 庶期共濟生民于壽域, 是作者暨[19]先生之厚望焉.

道光三十年 庚戌 春二月 杭州 王士雄[20] 書于貴溪舟次

---

11) 醫貫砭(의관폄): 1764년 淸代 徐大椿의 저서이다. 趙獻可의 『醫貫』에 대한 書評으로 원문을 그대로 인용하거나 節錄해서 段에 따라 비평을 가하는 형식으로 이 책의 溫補를 중용하고 攻下를 금기시한 이론과 치법에 대해 전혀 다른 견해를 제시했다. 당시 溫補하는 旣成方에 얽매여 병을 치료하는 폐단을 지적하고 辨證施治를 주장하였다.

12) 醫貫(의관): 1617년에 明代의 趙獻可가 편찬한 책으로 薛己의 '命門之火'가 인체의 근본이라는 주장을 추종하여 命門의 眞火와 眞水의 중요성을 강조했다. 命門之火의 補養과 養生, 治法 및 疾病에 관한 문제를 일관적으로 처리했다고 해서 '醫貫'이란 이름을 붙였다.

13) 胥(서): 서로. 모두. 다.

14) 傎(전): 거꾸로 되다.

15) 宜黃(의황): 중국 江西省 南城縣 서쪽에 위치하는 縣名.

16) 楊素園(양소원): 淸代 관리이자 醫家로 이름은 照藜, 定州人이다. 1844년 甲科에 급제하여 江西省 내 여러 縣의 관리를 지냈다. 저서로는 『溫病緯』 4권이 있는데, 李文忠・徐季和의 추앙을 받았다. 이외에 『江西全省輿地考』 『詩存』 등 다수의 저술이 있다.

17) 管窺(관규): 좁은 대롱 구멍을 통해 내다보다. 좁은 식견을 말한다.

18) 梨棗(이조): 과거에 글을 새길 때 배나무와 대추나무를 주로 썼기 때문에 붙여진 말로 '서적을 출판한다'는 의미이다.

19) 暨(기): 미치다. 이르다. 다다르다.

20) 王士雄(왕사웅): 1808~1866?년. 淸代의 저명한 醫家로 字는 孟英, 浙江省 錢塘人인데, 杭洲・上海로 이주해서 살았다. 溫病의 증상과 치료 및 이론에 대해 독창적인 견해를 가진 근대 溫病學家의 한 사람으로 霍亂의 辨證論治에 풍부한 경험을 쌓았다. 저서로는 『溫熱經緯』 『霍亂論』 『歸硯論』과 자신의 臨床醫案을 정리한 『王氏醫案』이 있다.

【譯】 序

醫學의 깊이가 심오한 無棣 張柳吟 선생은 나 王士雄과 교분이 매우 깊었으니, 예전에 天台에서 지은 『霍亂論』의 草稿는 선생이 감수・교정해 준 것이다. 또한 나를 위해 甲辰年(1844년)부터 醫案을 편집하고 차례를 정리하여 『仁術志』란 제목을 붙이고 序文을 써주어서 출판을 앞두고 있다. 그 후 이와는 별도로 洄溪 徐大椿의 책인 『愼疾芻言』을 수정해서 선생에게 보여 叱正을 부탁하게 되었는데, 이 책을 보시자 선생은 "'芻言'은 겸손하게 낮춘 말이다. 지금처럼 의학이 황무지같이 피폐한 때에 이 책이 아니면 세속에서 숭상하는 고질적인 나쁜 습관을 경계하고 고칠 수 없을 터이므로 당연히 책이름을 '醫砭'으로 고쳐야 한다. 과거에 徐靈胎가 저술한 『醫貫砭』은 『醫貫』을 숭상하고 믿는 병폐만을 경계한 것이지만, 내가 이 책이름을 『醫砭』이라 붙인 것은 의술의 모든 병폐를 경계하여 고치려는 의도이다. 의사가 경계를 수용할 수 있다면 병폐는 사라질 것이니, 의사는 반드시 자신의 병폐를 없앤 이후에야 비로소 다른 사람의 병을 없앨 수 있을 것이다. 하지만 의사로서 경계를 받아들일 수 없다면 병폐가 고질화될 것이니, 병폐가 고질화된 의사가 다른 사람의 병을 없앨 수 있다고 말하면 앞뒤가 맞지 않는다. 당신(王士雄)이 어떻게 생각할지 몰라 내가 이 책을 읽고 '醫砭'이란 제목을 붙였다"고 말했다. 그러다가 요사이 宜黃에 갔다가 이 책을 大令 楊素園에게 보여 주니 그가 탄복하면서 "이 책은 정말 이 시대 스승의 藥石과 같은 책인데, 왜 오랫동안 帳中에만 간직했는가?"라 말하여, 이에 좁은 소견을 덧붙여 출판하게 되었다. 바라건대 나와 뜻이 같은 사람들이 다행히 의사의 병폐를 밝히고 바로잡는다면, 건강한 국가와 백성들의 구휼을 기약할 수 있을 터이니 이것이 나와 張柳吟 선생의 간절한 바람이다.

道光 30年 庚戌(1850년) 봄 2월에 杭州의 王士雄이 貴溪舟에서 적다.

徐靈胎先生傳

【原文】

乾隆二十五年, 文華殿[21]大學士蔣文恪公患病, 天子訪海內名醫, 大司寇[22]秦公首荐吳江徐靈胎. 天子召入都, 命視蔣公疾, 先生奏疾不可治. 上嘉其補誠, 欲留在京師效力, 先生乞歸田里, 上許之. 後二十年, 上以中貴人[23]有疾, 再召入都. 先生已七十九歲, 自知衰矣, 未必生還, 乃率其子爔載[24]楄柎[25]以行, 果至都三日而卒. 天子惋惜之, 賜帑[26]金, 命爔扶櫬[27]以歸. 嗚呼! 先生以吳下一諸生, 兩蒙聖天子蒲輪[28]之征, 巡撫[29]司道到門束駕, 聞者皆驚且羨, 以爲希世之榮.

【譯】 徐靈胎先生傳

乾隆 25년에 文華殿 大學士인 蔣文恪이 병에 걸리자 皇帝는 전국의 名醫를 불러들였는데, 이때 大司寇 秦公이 吳江지역의 徐靈胎가 가장 뛰어나다고 추천을 했다. 皇帝는 徐靈胎를 수도로 불러 蔣公의 병을 살펴보게 했는데, 선생은 병을 진찰하고 고칠 수 없다고 아뢰었다. 皇帝는 그의 보

---

21) 文華殿(문화전): 北京의 紫禁城 안에 있는 궁전으로 淸代에는 매년 2月 이곳에서 經筵을 베풀었다. 당시 文華殿 大學士는 최고의 文職이었다.

22) 大司寇(대사구): 刑罰, 警察의 일을 맡은 벼슬.

23) 中貴人(중귀인): 궁중에서 일하는 宦官.

24) 載(재): 싣다. 해. 년. 기재하다. 적재하다. 가득 차다.

25) 楄柎(편부): '偏付'라고도 한다. 원래는 棺에 시신을 받치는 나무를 말하지만, 일반적으로 棺을 지칭한다.

26) 帑(탕): 나라곳집. 국가의 金銀 창고.

27) 櫬(츤): 널. 棺.

28) 蒲輪(포륜): 덜거덕거리지 않게 하기 위해 바퀴를 부들 잎으로 싼 수레로 古代에 賢士를 초빙할 때 사용했다.

29) 巡撫(순무): 지방행정장관.

살핌이 정성스럽다고 칭찬하며 수도에 머물면서 전력을 쏟아 주기를 원했지만, 선생이 고향으로 돌아가기를 청했으니 皇帝가 이를 허락했다. 20년이 지난 후, 中貴人이 병이 들자 皇帝는 다시 徐靈胎를 수도로 불러들였다. 그때 선생은 이미 79세의 나이로 몸이 쇠약해져 살아 돌아올 수 없다는 것을 스스로 알아 그 아들인 爔와 함께 관을 싣고 수도로 떠났는데, 과연 수도에 도착한 지 3일 만에 죽었다. 皇帝는 이를 애석해하여 國庫의 金을 하사하고 아들인 爔에게 오동나무로 만든 관에 모시고 귀향하게 하였다. 아! 선생은 吳江지역의 일개 醫生으로 두 차례나 皇帝에게 초빙되는 성은을 입었고 巡撫의 행렬이 그의 집 앞에 도착하면 가마를 묶어 두고 내려서 들어왔으니, 이를 듣는 사람들이 모두 놀라 부러워하며 세상에 보기 드문 영광이라고 하였다.

【原文】

余, 舊史官也, 與先生有撫塵之好, 急思采其奇方異術, 奮筆書之, 以垂醫鑒而活蒼生, 倉卒不可得. 今秋訪爔于吳江, 得其自述紀略, 又訪諸吳人之能道先生者, 爲之立傳. 傳曰: 先生名大椿, 字靈胎, 晚自號洄溪老人. 家本望族, 祖釚, 康熙十八年鴻詞科翰林. 纂修『明史』. 先生有異稟, 聰强過人, 凡星經・地志・九宮・音律, 以至舞刀奪槊, 句卒[30]嬴[31]越[32]之法, 靡不宣究, 而尤長于醫. 每視人疾, 穿穴膏肓[33], 能呼肺腑[34]與之作語. 其用藥也, 神施鬼沒, 斬關奪隘, 如周亞夫[35]之軍從天而下, 諸岐

30) 句卒(구졸): 전쟁시 병사를 포진시키는 방법의 하나이다.

31) 嬴(영): 秦나라 王의 姓.

32) 越(월): 越나라의 句踐이 吳나라를 정벌할 때 사용했던 兵法. 吳王 夫差가 아버지의 원수를 갚기 위해 매일 장작더미 위에서 자며(臥薪) 복수의 칼을 갈 때, 越王 句踐이 先手로 吳를 쳤다가 大敗한다. 그때부터 句踐은 쓸개를 달아 놓고 매일 그 맛을 보면서(嘗膽) 복수의 칼을 간 결과 마침내 吳나라를 滅亡시킨다.

33) 膏肓(고황): 병이 그 속에 들어가면 낫기 힘들다는 부분.

34) 肺腑(폐부): 진심. 내심.

黃家[36] 目瞠心駭, 帖帖懾服而卒莫測其所以然.

【譯】

나는 과거에 史官을 지냈고 어려서는 선생과 흙놀이를 하며 지낸 절친한 사이였다. 문득 선생의 뛰어난 처방과 의술을 모아 글로 기록해서 醫鑑에 실음으로써 백성들을 살리려는 생각이 들었지만, 급하게 서둘러 할 수 있는 일이 아니었다. 그래서 올 가을 吳江으로 그의 아들인 爔를 찾아가 선생의 저술과 기록들을 얻었고, 선생을 알고 지냈던 吳지방의 여러 사람들을 방문해서 얻은 자료로 傳을 만들었다. 傳에서 말한다. 선생의 이름은 大椿, 字는 靈胎이고 만년에는 스스로 '洄溪老人'이라고 불렀다. 본래 명망 있는 가문으로 할아버지인 釚는 康熙 18年 鴻詞科 翰林院 관리로 『明史』를 편찬했다. 선생은 태어나면서 남다른 품성을 지니고 총명하여 星經(천문)・地志(지리)・九宮(산수)・音律에서부터 舞刀(칼춤)・奪槊(창술)・句卒(포진법)・嬴越(병법)까지를 모두 연구했는데, 특히 醫術이 가장 뛰어났다. 매번 질병을 진찰할 때면 膏肓의 깊은 곳까지 꿰뚫어 보고 肺腑를 불러 대화할 정도였고, 약을 쓸 때 역시 신출귀몰하여 질병의 요충지를 치고 빼앗음이 마치 周亞夫의 군대가 하늘에서 내려온 듯했으니, 여러 의사들은 그저 놀란 눈과 가슴으로 수긍할 뿐 그렇게 되는 이유는 전혀 헤아릴 수조차 없었다.

【原文】

蘆墟迮耕石臥病六日, 不食不言, 目炯炯直視. 先生曰: 此陰陽相搏證也.

---

35) 周亞夫(주아부): 西漢시대의 名將. 前漢시대 景帝가 자주 법령을 바꾸고 諸侯王의 세력을 억압하자 吳, 楚 등 7국의 亂이 일어났는데, 太尉 周亞夫가 이 亂을 평정한다. 이를 계기로 諸王의 실권이 크게 약화되어 漢나라의 중앙집권제가 확립된다.

36) 岐黃家(기황가): 원래 岐伯과 黃帝를 말하는데, 여기서는 여러 뭇 의사들을 의미한다.

先投一劑[37], 須臾目瞑能言, 再飮以湯, 竟躍然起. 嗟曰: 余病危時, 有紅黑二人纏繞作祟, 忽見黑人爲雷震死, 頃之紅人又爲白虎銜去, 是何祥也? 先生笑曰: 雷震者, 余所投附子霹靂散也; 白虎者, 余所投天生白虎湯也. 迮驚以爲神. 張雨村兒生無皮, 見者欲嘔, 將棄之. 先生命以糯米作粉糝其體, 裹以綃, 埋之土中, 出其頭, 飮以乳, 兩晝夜而皮生. 任氏婦患風痺, 兩股如針刺, 先生命作厚褥, 遣强有力老嫗抱持之, 戒曰: 任其顚撲叫號, 不許放鬆, 以汗出爲度. 如其言, 勿藥而愈. 商人汪令聞十年不御內, 忽氣喘頭汗, 徹夜不眠, 先生曰: 此亢陽也, 服蔘過多之故. 命與婦人一交而愈. 有拳師某, 與人角技, 當胸受傷, 氣絶口閉, 先生命覆臥之, 奮拳擊其尻三下, 遂吐黑血數升而愈. 其他如沈文愨公未遇時, 診脈而知其必貴, 熊季輝强壯時, 握臂而知其必亡, 皆所謂視于無形, 聽于無聲者, 其機警靈速皆此類也.

【譯】

蘆墟 迮耕石이 병으로 몸져누운 지 6일 만에 먹지도 말하지도 못했는데, 눈만 烱烱하게 빛나며 直視하고 있었다. 선생이 "이는 陰陽이 相搏한 證이다"라 말하고 우선 약 1첩을 투여했는데, 순식간에 눈빛이 바뀌며 말을 하였고, 다시 탕약을 복용하자 힘차게 일어났다. 그는 감탄하며 "내 병이 위중할 때 꿈속에서 붉은 사람과 검은 사람 두 명이 나를 휘감아 재앙을 주려고 했는데, 갑자기 검은 사람은 벼락을 맞아 죽고 붉은 사람은 白虎에게 물려갔다. 이것이 무슨 좋은 조화인가?"라고 물었다. 선생이 웃으면서 "벼락은 내가 투여한 附子霹靂散이고 白虎는 天生白虎湯이다"라고 말하자 迮耕石은 놀라며 신묘하다고 하였다. 그리고 張雨村의 어떤 아이가 피부가 없이 태어났는데, 보면 토할 정도로 흉측해서 그 아이를 버리려고 하였다. 선생은 아이의 몸에 찹쌀가루 죽을 바르고 명주로 싼 다음 머리만

---

37) 一劑(일제): '一劑'는 1회에 달이는 약의 용량인데, 대략 하루 복용량으로 지금의 2첩 정도이다. 이 책에서는 '1첩'으로 해석한다.

나오게 해서 흙 속에 묻은 후 젖을 먹이게 했는데, 이틀이 지나자 피부가 생겼다. 또한, 任氏 부인이 風痺證에 걸려 양쪽 정강이가 바늘로 찌르듯 아팠는데, 선생은 두터운 이불을 만들게 해서 힘 센 노파에게 안겨 보내며 주의시키길 "이불로 부인을 싸서 넘어뜨리고 치는데, 신음소리를 내더라도 빠져나오지 못하게 하고 땀이 나면 그쳐라"라고 말했다. 그 말대로 했더니 藥을 쓰지 않고도 병이 나았다. 商人 汪令聞이 10년 동안 부인과 잠자리를 하지 않았는데, 갑자기 氣喘하고 頭汗出하면서 밤새 잠을 자지 못하게 되었다. 선생은 "이는 亢陽證으로 人蔘을 과다하게 복용했기 때문이다"라고 말하고 부인과 관계를 갖게 했는데, 곧바로 나았다. 拳法 사범 某氏가 다른 사람과 대련하다가 가슴을 맞고 손상을 입어 氣絶해서 입을 열지 못했는데, 선생이 그를 엎드리게 해서 꼬리뼈 세 마디 아래 부분을 주먹으로 세게 내리치자 검은 피 몇 되를 토한 후 나았다. 이외에도 沈文慤이 출세하기 전에 그의 脈을 진찰하고 貴하게 될 것을 미리 알았고, 熊季輝가 건강할 때 팔뚝을 잡아 보고 죽을 것을 미리 알았다. 이는 모두 형체 없는 것을 보고 소리 없는 것을 들은 것이니, 이처럼 기민하고 민첩하였다.

【原文】

先生長身廣顙, 音聲如鍾, 白鬚偉然, 一望而知爲奇男子. 少時留心經濟之學, 于東南水利尤所洞悉. 雍正二年, 當事大開塘河[38], 估深六尺, 傍塘岸起土. 先生爭之曰: 誤矣! 開太深則費重, 於泥易積, 傍岸泥崩, 則塘易倒. 大府[39]是之, 改縮淺短, 離[40]塘岸一丈八尺起土, 工省費而塘以保全. 乾隆二十七年, 江浙大水, 蘇撫莊公欲開震澤七十二港, 以泄太湖[41]

---

38) 塘河(당하): 강둑.

39) 大府(대부): 明淸시대의 總督과 지방행정장관을 말한다.

40) 離(이): ~로부터 떨어지다.

41) 太湖(태호): 중국 江蘇省과 浙江省에 걸쳐 가로놓인 호수이다. 면적 2213㎢, 호면높이 3m로 중국에서 4번째로 큰 淡水湖이다. 옛 이름은 震澤·笠澤으로 호수 안에는 西洞庭山·馬迹山 등 수십 개의 작은 섬이 있다. 본래 바다였

下流, 先生又爭之曰: 誤矣! 震澤七十二港, 非太湖之下流也. 惟近城十餘港, 乃入江故道, 此眞下流所當開浚者. 其餘五十餘港, 長二百餘里, 兩岸室廬墳墓以萬計, 如欲大開, 費旣重而傷民實多, 且恐湖泥倒灌, 旋泄旋塞, 此乃民間自浚之河, 非當官應辦之河也. 莊公以其言入奏, 天子是之, 遂賦工屬役, 民不擾而工已竣.

【譯】

선생은 키가 크고 이마가 넓으며 종소리 같은 목소리와 위엄 있는 흰 수염을 가졌는데, 누구라도 한번 보면 奇人인 줄 알았다. 젊어서는 經國濟民의 학문에 뜻을 두어 특히, 東南 쪽의 수리시설에 대해 통달했다. 雍正 2년 강둑을 만드는 공사가 계획되어 제방 언덕에 대략 깊이가 6尺이 되게 흙을 쌓으려 하였다. 선생이 논쟁하여 "이는 잘못되었다. 강둑을 너무 깊게 파면 비용이 많이 들고 진흙이 쉽게 쌓여 제방 옆의 언덕이 무너져 결국 제방도 쉽게 무너질 것이다"라고 말하자, 大府는 그의 말이 옳다고 하며 강둑의 깊이를 얕고 짧게 개축하고 강둑에서 1丈 8尺 떨어진 곳에 흙을 쌓아 공사비용을 줄이면서 제방을 온전하게 보전할 수 있었다. 乾隆 27년, 江浙에 홍수가 나자 蘇撫莊이 震澤 72개 支流를 터서 太湖의 물을 하류로 내보내려 했는데, 선생이 다시 논쟁하여 "이는 잘못되었다. 震澤 72개 지류는 太湖의 하류가 아니다. 성 근처 10여 개 지류만이 강으로 연결되는 옛 물길이므로 여기가 물꼬를 터서 물을 방류해야 할 곳이고, 그 밖에 길이가 200여 리에 달하는 나머지 50여 개 지류들은 양쪽 언덕에 집과 무덤들이 수없이 많아, 모든 물꼬를 트려면 비용이 많이 들고 백성들에게 많은 피해를 주게 된다. 또한, 모든 물꼬를 터서 太湖의 진흙이 뒤섞여

지만 揚子江 하구 삼각주의 발달로 생긴 호수이다. 호수의 물은 瀏河·黃浦江을 통해 揚子江으로 흘러가는데, 이들 하천은 좁고 경사가 완만해서 물이 흐르기 어렵고 호수 수위의 상승으로 주변 지역에 여러 차례 재해를 일으켰다. 주변에는 湖沼가 많고 종횡무진으로 수로가 뻗어 水鄕地帶를 형성한다.

넘치면 돌아다니다가 하류로 빠져나가거나 막히게 된다. 이는 백성들이 스스로 판단해서 준설해야 하는 하천이지 官에서 주도해서 준설해야 할 하천이 아니다"라고 말했다. 莊公이 그의 말을 아뢰자 皇帝가 옳다고 하며 결국 徐靈胎에게 공사를 맡기게 되었는데, 백성들은 안심하였고 공사를 무사히 끝마칠 수 있었다.

【原文】

先生隱于洄溪, 矮屋百椽, 有畵眉泉, 小橋流水, 松竹鋪紛, 登樓則太湖奇峰鱗羅布列, 如兒孫拱侍狀. 先生嘯傲其間, 人望之, 疑眞人之在天際也, 所著有『難經經釋』·『醫學源流』等書, 凡六種. 其中鉥刻利弊, 剖析經絡, 將古今醫書存其是, 指其非, 久行于世. 子爔, 字榆村, 儻蕩有父風, 能活人濟物, 以世其家. 孫垣, 乙卯舉人, 以詩受業隨園[42]門下.

【譯】

선생은 洄溪地方에 은거하고 있었는데, 아담한 집에 100여 개의 서까래를 올리고 畵眉泉을 만들어 그 위에 작은 다리를 놓아 물이 흘러가게 했으며 소나무와 대나무를 심어놓았다. 망루에 오르면 太湖의 기묘한 산봉우리가 그물처럼 펼쳐져 있어 마치 아이가 공손히 시중드는 모습 같았다. 선생이 그 사이를 휘파람 불며 거닐면 이를 바라보는 사람들은 天際에 있는 眞人이 아닌가 생각을 했다. 그의 저술은 『難經經釋』『醫學源流』등 모두 6종이다. 그 책들 속에서 그는 이로움과 폐단을 구분해서 기록하고, 經絡을 철저히 분석했으며, 古今의 醫書들 중 옳은 것을 보존하고 잘못된 것을 지적했으니, 오랫동안 그의 저술이 세상에 유행하였다. 아들 爔는 字가 榆村으로 자유롭고 아버지의 풍채를 가지고 있어 사람을 살리고 사물을 구제하는 등 집안을 대대로 빛나게 했으며, 손자인 垣은 乙卯年에 향시에 합

---

42) 隨園(수원): 본 徐靈胎先生傳을 지은 袁枚의 別號이다.

격해서 詩로 隨園의 문하에서 수업을 받았다.

【原文】

贊曰: 『記』稱德成而先, 藝成而後[43]. 似乎德重而藝輕, 不知藝也者, 德之精華也. 德之不存, 藝于何有? 人但見先生藝精技絶, 而不知其平素之事親孝, 與人忠, 葬枯粟乏, 造修輿梁, 見義必爲, 是据于德而後游于藝也, 宜其得心應手, 驅遣鬼神. 嗚呼! 豈遇然哉? 猶記丙戌秋, 余左臂忽短縮不能伸, 諸醫莫效, 乃拖舟直詣洄溪, 旁無介紹, 惴惴然疑先生之未必我見也. 不料名紙一投, 蒙奓[44]門延請, 握手如舊相識, 具鷄黍爲歡, 淸談竟日, 贈丹藥一丸而別. 故人李蓴溪迎而笑曰: 有是哉! 子之幸也. 使他人來此一見, 費黃金十笏矣. 其爲世所欽重如此. 先生好古, 不喜時文, 與余平素意合, 故采其嘲學究[45]俳歌[46]一曲, 載『時話』中, 以警世云.

錢塘袁枚[47]撰

【譯】

贊曰: 『禮記』의 "德의 완성이 우선이고 藝의 완성은 그 이후이다"란 말을 마치 德이 중요하고 藝는 가벼운 것처럼 여기지만, 이는 藝가 德의 精華란 사실을 모르기 때문이다. 德이 없다면 무슨 藝가 있겠는가? 사람들은

43) 稱德成而先, 藝成而後: 『禮記·樂記 第十九篇』에 나온다. 원문은 "德의 완성은 최상의 경지이고, 藝의 완성은 낮은 경지에 속하며, 행동의 완성이 우선이고, 사업을 이루는 것은 나중이니 그러므로 선왕께서는 최상과 낮음, 우선과 나중에 할 것을 정한 뒤에 천하를 다스렸다(德成而上 藝成而下 行成而先 事成而後 是故先王有上有下有先有後 然後可以有制於天下也)"이다.

44) 奓(차): 열다.

45) 學究(학구): 迂闊한 학자. 얼치기 학자.

46) 俳歌(배가): 고대 민간의 舞樂으로 '散樂'이라고도 한다.

47) 袁枚(원매): 1716~1797년. 字는 子才, 錢塘人이다. 1795년에 『隨園食單』을 저술했다.

정밀하고 빼어난 선생의 技藝만 알고 그의 평소 부모를 섬기는 효성과 다른 사람과의 충직, 그리고 버려진 시신을 수습하고 궁핍한 사람을 구휼하며 수레와 가마가 다니는 길을 닦는 등 의로운 일이라면 반드시 실천했다는 점을 잘 모르는데, 이는 바로 德을 바탕으로 하여 藝를 즐기는 것이었다. 그러니 마음속에 터득한 것을 응용하는 데마다 효험이 있었고 귀신을 내쫓을 수 있었다. 아! 이것이 어떻게 우연이겠는가? 내 기억으로 丙戌年 가을경에 갑자기 왼쪽 팔뚝이 短縮되어 펴지지 않았는데, 여러 의사들이 치료했지만 전혀 효과가 없어서 배를 타고 곧바로 洄溪에 도착했다. 나는 내 사정을 알려 놓지 않아서 선생을 만나지 못하지는 않을까 걱정하였다. 평소 편지 한 장 보내는 일도 헤아리지 못한 채 문을 열고 진료를 부탁했는데, 선생은 오랫동안 알고 지낸 사람처럼 악수로 맞이해 주고, 닭과 기장밥을 준비하여 환대해 주면서 淸淡한 대화로 하루를 보내며 丹藥 1丸을 내게 주고 작별하였다. 지금은 故人이 된 李蓴溪가 나를 맞이하며 "이것은 자네의 행운이네. 다른 사람이 이렇게 와서 한번 만난다면 그 비용이 황금 10笏은 될 것이네"라고 웃으면서 말했으니, 그를 세상에서 흠모하고 소중히 여김이 이와 같았다. 선생은 옛것을 좋아하고 時文을 좋아하지 않아 평소 나와 뜻이 맞았으니, 學究를 조롱한 俳歌 한 곡을 골라 『詩話』 중에 실어 세상에 경계하도록 하였다.

錢塘 袁枚가 撰하다.

【原文】

張按: 迮耕石所服二方, 先投者附子霹靂散, 繼飮者當是白虎湯, 文中作天生白虎湯, 恐有傳訛, 蓋天生白虎湯乃西瓜之別名, 如果[48]以西瓜汁爲治, 當云再灌以西瓜汁, 不當云再飮以湯. 識[49]此以質博雅君子.

48) 如果(여과): 만일. 만약.
49) 識(지): 기록하다. 적다. 표시하다.

【譯】

張柳吟의 按: 汪耕石이 복용했던 두 가지 처방은 먼저 투여된 附子霹靂散과 나중에 마신 白虎湯인데, 글 중에는 天生白虎湯이라고 적혀 있으니 이는 잘못 전해진 것 같다. 天生白虎湯의 별명은 '西瓜'인데, 만약 西瓜汁으로 치료했다면 당연히 西瓜汁을 먹였다고 썼지 다시 湯藥을 복용시켰다고 하지는 않았을 것이기 때문이다. 이와 같이 적어 박식한 君子에게 물어보는 바이다.

原　引[50)]

【原文】

余弱冠時, 家多疾病, 先世所藏醫書頗多, 因隨時翻閱, 不過欲稍識方藥而已. 循習漸久, 乃上追『靈』·『素』根源, 下沿漢唐支派, 如是者十餘年, 乃注『難經』, 又十餘年而注『本草』, 又十餘年而作『醫學源流論』, 又五年而著『傷寒類方』, 五十年中批閱[51)]之書, 約千餘卷, 泛覽之書, 約萬餘卷, 每過幾時必悔從前疏漏, 蓋學以年進也. 乃世之醫者, 全廢古書, 隨心自造, 以致人多枉死[52)], 目擊心傷. 數年前, 曾作『芻言』一冊, 欲以醒世而鮮克聽從. 竊思[53)]生長聖朝, 豪無益于此世, 而半生辛苦, 雖有著述幾種, 皆統談醫學, 無驚心動魄之語, 足令人豁然開悟. 因復嘔心挖骨, 卽『芻言』原本, 更加痛快剖悉, 實因悲憫塡胸, 不能自已, 愿覽者諒其苦心, 虛懷體察. 以之治人, 則敬愼可以寡過; 以之治己, 則明哲可以保身. 冀遇信從之有人, 庶綿斯道于一線.

乾隆丁亥秋 七月巧日 洄溪徐靈胎識

【譯】 原引

내가 20세 때, 집안에 병이 많아 先世부터 소장해 온 제법 많은 醫書들을 수시로 번갈아 열람하게 되었는데, 이는 약간의 처방과 약물에 대해 알려

---

50) 原引(원인): 원래 徐靈胎의 『愼疾芻言』을 王士雄이 일차로 수정하고, 이를 다시 張柳吟이 보고 『醫砭』으로 책 이름을 고쳤으므로 여기서의 原引은 徐靈胎의 글을 말한다.
51) 批閱(비열): 읽고 수정하다.
52) 枉死(왕사): 寃死하다. 억울하게 죽다.
53) 窺思(규사): 곰곰이 생각하다.

는 것에 불과했다. 이런 습관이 점차 오래되어 위로는『靈樞』와『素問』에서 근원을 좇고 아래로는 漢唐의 支派들에 대해 열람하게 되었는데, 10여 년이 되어『難經』에 주석을 달았고, 또 10여 년이 지나『本草』에 주석을 달았으며, 다시 10여 년이 지나『醫學源流論』을 지었고, 또 5년이 지나『傷寒類方』을 저술하게 되었다. 50년 동안 읽고 수정한 책이 1,000여 권이었고, 대충 본 책만도 10,000여 권이 되었다. 하지만 매번 시간이 지나면 종전에 소홀히 해서 누락된 내용을 후회하여 다시 탐독했는데, 이렇게 연구하며 세월이 흘렀다. 이에 요즘의 의사들이 古書를 전부 버리고 자기 마음대로 의술을 만들어 비명횡사시킨 사람이 많은 것을 눈으로 보니 마음이 아팠다. 수년 전『芻言』이라는 책을 만들어 세상을 각성시키려고 했지만, 이를 듣고 따르는 사람이 적었다. 가만히 생각해 보면, 이 시대에 살면서 세상에 조그만 도움도 주지 못하고 반평생을 고생해서 몇 권의 저술을 했지만, 모두 의학 전반에 대한 말만 했기 때문에 다른 사람의 마음을 경각시키고 혼백을 움직일 만한 말로써 책을 읽는 사람을 명쾌하게 깨닫게 하지는 못했던 것 같다. 때문에 다시 心血을 토하고 뼈를 깎는 노력으로『芻言』原本에 솔직한 분석을 더했지만 비통한 심정이 가슴에 가득 차 책을 끝마칠 수 없었으니, 이 책을 보는 사람은 나의 고심을 살펴 허심탄회한 마음으로 몸소 체험하고 살피기를 바란다. 이로써 사람을 치료한다면 경계하고 신중해져서 과실이 적어지고, 이로써 자신을 다스린다면 명석해져서 一身을 보전할 수 있을 것이다. 바라건대 우연히 믿고 따르는 사람이 있어 醫道의 한 가닥이라도 이어갈 수 있기를 기대한다.

乾隆 丁亥年 가을 7월 7일에 洄溪 徐靈胎가 적다.

【原文】

張按: 徐氏所注『本草』及『醫學源流論』『傷寒類方』『蘭臺軌範』, 俱蒙御賜入『四庫全書』.

【譯】

張柳吟의 按: 徐靈胎가 주석을 붙인 『本草』와 『醫學源流論』 『傷寒類方』 『蘭臺軌範』 등은 모두 皇帝의 命으로 『四庫全書』에 수록되는 聖恩을 입었다.

補 劑

【原文】

學問之道, 必由淺入深, 從未有淺近不知而專求怪僻[54]者. 況醫法一誤, 必致傷生害命, 尤不可不愼也. 夫所謂淺近者, 如傷風則防風・荊芥, 感寒則蘇葉・葱頭, 咳嗽則蘇子・杏仁, 傷食則山査・神曲, 傷暑則香薷・廣藿, 瘧疾則柴胡湯加減, 痢疾則黃芩湯加減, 婦人則四物湯加減, 小兒則異功散加減, 此皆曆聖相傳之定法, 千古不能易也. 至于危險疑難之證, 則非此等藥所能愈, 必博考群方, 深明經絡, 實指此病何名, 古人以何方主治, 而隨證加減. 今則以古聖之法爲卑鄙不足道, 又不能指出病名, 惟以陽虛・陰虛・肝氣・腎弱等套語[55]概之, 專用溫補, 以致外邪人裏, 馴至[56]不救. 間有稍馴謹之人, 起病時仍[57]用切近之藥一二劑, 未卽有效, 卽轉而改用溫補. 不思病之中人, 愈必有漸, 不可因無速效而卽換方也. 況所服之方, 或未盡善, 不思卽于前方損益萬妥, 而遽[58]求變法, 又不肯先用輕淡之劑探測病情, 專取性雄力厚之品, 大反前轍, 必至害不旋踵[59], 總由胸無定見之故.

【譯】 補劑

학문의 道는 반드시 얕은 곳에서부터 깊게 들어가므로 얕고 가까운 것을 알지 못하고 괴상하고 편협된 것만 구하는 경우는 없었다. 특히, 의학의 법

---

54) 怪僻(괴벽): 편협하다. 괴벽하다. 괴팍하다.
55) 套語(투어): 틀에 박힌 말. 상투어.
56) 馴至(순지): 점차 ~한 지경에 이르다.
57) 仍(잉): 인하다. 거듭하다.
58) 遽(거): 황급히. 서둘러. 당황하다.
59) 旋踵(선종): 잠깐 사이. 획 돌아설 사이.

도는 조금이라도 어긋나면 생명을 손상하게 되니 더욱 신중해야 한다. 이른바 '얕고 가까운 것'이란 傷風에는 荊芥・防風, 感寒에는 蘇葉・葱白, 咳嗽에는 蘇子・杏仁, 傷食에는 山查・神麯, 傷暑에는 香薷・藿香, 瘧疾에는 柴胡湯加減, 痢疾에는 黃芩湯加減, 婦人에게는 四物湯加減, 小兒에게는 異功散加減을 쓰는데, 이는 모두 역대 聖賢들이 전수한 영원히 바뀔 수 없는 定法이다. 한편, 이들 藥으로는 위험하고 어려운 病證을 치료할 수 없으니, 반드시 여러 處方을 두루 살피고 해당되는 經絡을 잘 밝혀서 실제 病證의 이름이 무엇이고 先賢들은 어떤 처방으로 치료했는지를 고려하여 隨證加減해야 한다. 그러나 요즘은 옛 聖賢의 방법이 비천하고 부족한 道라고 여길 뿐만 아니라 病證의 이름도 알지 못한 채, 그저 陽虛・陰虛・肝氣・腎弱 등 상투적인 말로 개괄하여 溫補法만을 써서 外邪를 入裏시켜 점차 구할 수 없는 지경에 이르곤 한다. 간혹 性情이 온순하고 조심스런 의사도 있는데, 이들은 처음 병이 생겼을 때는 病證에 거의 근접한 藥을 1~2첩 쓰다가 미처 효과가 나타나기도 전에 바로 溫補之劑로 바꾸어 버리곤 한다. 하지만 환자가 병이 나을 때에는 반드시 점차적으로 호전되므로 速效가 없다고 바로 처방을 바꾸어선 안 된다. 또한 복용한 처방의 효능이 미진할 때 그 처방이 이로운지, 해로운지, 타당한지, 그렇지 않은지를 생각지 않고 급히 變法을 모색하거나, 이미 사용한 성질이 부드러운 약물로 病證을 탐측할 수 있다는 사실을 받아들이지 않고 오로지 성질이 사나운 약물만을 선택하여 그간의 경과를 크게 거스른다면 반드시 바로 害가 생기게 되니, 이는 결국 마음에 일정한 견해가 없기 때문이다.

【原文】

當思人之有病, 不外風寒暑濕燥火爲外因, 喜怒憂思悲驚恐爲內因, 此十三因, 試問何因是當補者? 大凡人非老死卽病死, 其無病而虛死者千不得一, 況病去則虛者亦生, 病留則實者亦死, 若果元氣欲脫, 雖浸其身于蔘・附之中, 亦何所用? 乃謬[60]擧『內經』曰: 邪之所湊, 其氣必虛[61]. 氣虛固當補矣, 所湊之邪不當去耶? 蓋邪氣補住, 則永不復出, 重則卽死, 輕則遷延變病, 或有幸而愈者, 乃病輕 而元氣漸復, 非藥之功也. 余少時見問疾者, 聞醫家已用補藥, 則相慶病者已愈, 今則病勢方張, 正群然議進蔘・附・熟地, 豈不可駭. 其始也, 醫者先以虛脫嚇人[62], 而後以補藥媚人[63], 浙江則六味・八味湯加人蔘・麥冬等藥, 江南則理中湯加附・桂・熟地・鹿茸・臍帶等藥, 于是人人習聞, 以爲我等不怕病死, 只怕虛死, 所以服補而死, 猶恨補之不早, 補之不重, 幷自恨服人蔘無力以致不救, 醫者虛脫之言, 眞有先見之明, 毫無疑悔. 若服他藥而死, 則親戚朋友, 群詬[64]病家之重財不重命, 死者亦目不能瞑, 醫者之罪, 竟不勝誅矣. 所以病人向醫者述病, 必自謂極虛, 而旁人[65]代爲述病, 亦共指爲極虛, 惟恐醫者稍用攻削之劑以致不起, 或有稍識病之醫, 卽欲對證擬[66]方, 迫于此等危言, 亦戰戰兢兢[67], 擇至補之藥以順其意, 旣可取容, 更可免謗[68], 勢使然也. 此風之起, 不過三十余年, 今則更甚, 不知何時而可挽回也.

【譯】

따라서 '사람의 병은 風寒暑濕燥火의 外因과 喜怒憂思悲恐驚의 內因을 벗어나지 않는다'란 것을 반드시 생각해야 하니, 이들 13가지 원인 중 補해야 할 경우가 무엇이겠는가? 대개 사람은 늙어 죽지 않으면 병들어 죽는 법이니, 병 없이 허약해져 죽는 사람은 거의 없다. 게다가 병이 없어지면

---

60) 謬(류): 그릇되다. 어긋나다. 속이다. 기만하다.
61) 邪之所湊, 其氣必虛: 『素問・評熱病論』에 나온다.
62) 嚇人(혁인): 사람을 놀라게 하다.
63) 媚人(미인): 남에게 아첨하다. 빌붙다.
64) 詬(구): 꾸짖다. 책망하다.
65) 旁人(방인): 옆 사람. 다른 사람. 제삼자.
66) 擬(의): 헤아리다. 모방하다. 본뜨다.
67) 戰戰兢兢(전전경경): 두려워 벌벌 떠는 모양. 전전긍긍하다.
68) 謗(방): 헐뜯다. 비방하다.

허약한 사람도 살 수 있고, 병이 머물면 건실한 사람도 죽을 것이니, 만약 元氣가 脫漏하려는 상태라면 그 몸을 人蔘·附子에 적신들 무슨 소용이 있겠는가? 그럼에도 불구하고 얼토당토않게 『內經』의 '邪氣가 침범하는 곳은 그 氣가 반드시 虛하다'란 구절을 들먹이곤 한다. 물론 氣虛는 補해야 하지만, 그렇다고 침범한 邪氣를 제거하지 않아서야 되겠는가? 邪氣가 補로 인해 머물면 절대 다시 빠져나가지 않으니, 심한 경우는 바로 죽고 가벼운 경우는 질질 끌면서 다른 병으로 변하게 된다. 간혹 운 좋게 낫더라도 병이 가볍고 元氣가 점차 회복되기 때문이지 결코 약물의 효과는 아니다. 내가 어려서 진찰하는 것을 본 적이 있는데, 의사가 補藥을 썼다는 말을 들으면 환자가 이미 나았다고 서로 축하하곤 하였다. 요즘에는 病勢가 막 진행될 때에도 모두들 人蔘·附子·熟地黃 등의 투약을 논의하니 어떻게 놀라지 않을 수 있겠는가? 처음에 의사는 먼저 "虛脫하다"는 말로 환자를 놀라게 하고, 나중에는 補藥을 사용해서 아첨하는 방식을 취하는데, 浙江지역에서는 六味地黃湯·八味地黃湯에 人蔘·麥門冬 등을 加하고, 江南지역에서는 理中湯에 附子·肉桂·熟地黃·鹿茸·臍帶 등을 加한다. 이런 방식은 모두들 익히 듣던 터여서 사람들은 병으로 죽는 것이 두려운 게 아니라 다만 허약해져 죽을까 두려워한다. 그러므로 補藥을 복용해서 죽더라도 오히려 補藥을 너무 늦게 썼거나 重厚한 補藥을 쓰지 않았기 때문이라고 한다. 뿐만 아니라, 人蔘을 복용했음에도 불구하고 어쩔 수 없이 죽는 지경에 이르렀다고 스스로 한탄하며, 의사가 "虛脫하다"고 했던 말을 先見之明으로 여겨 조금도 의심하지 않는다. 이 때문에 補藥이 아닌 다른 藥을 복용하다가 죽는다면 친척이나 친구들은 모두 환자의 집안이 생명보다 돈만 중시한다고 책망을 하니, 이렇게 되면 죽은 사람도 편히 눈을 감지 못하고, 補藥을 쓰지 않았던 의사의 죄 역시 억울한 책임을 면하기 힘들다. 환자는 의사에게 병을 설명할 때 반드시 자기가 매우 허약하다고 말하고, 주위 사람이 대신 병을 설명할 때 역시 모두들 매우 허약하다고 지적하여 의사가 약간의 攻削之劑라도 써서 환자를 회생하지 못하게 만들지 않을까 두려워하므로 간혹 병에 대해 조금 아는 의사라도 病證에 맞게 처방을 쓰려 하다가도 이렇게 위협적인 말을 들으면 역시 전전긍긍하다가 결국 補藥을 선택해서 그들의 뜻을 따르게 되니, 이런 사실이 용납될 수 있고 誹謗을 면할 수 있는 이유는 전반적인 추세가 그렇기 때문이다. 이런 풍조가 생긴 지는 30여 년에 불과하지만 요즘에는 더욱 심해졌으니, 언제 이런 풍조를 돌이킬 수 있을지 모르겠다.

【原文】

張按: 所列傷風・暑瘧・婦人・小兒淺近之法, 原爲輕淺之證, 擧其大略如此, 非謂凡此諸證, 不論何因, 有無夾雜, 悉以此法, 可爲枕秘也. 醫學不若是之易, 讀者毋以詞害志, 觀後論暑各條可見. 至于瘧疾, 『素問』旣分六經, 又分藏府, 幷不泥定少陽一經[69]. 故沈綠芊[70]云: 今人治瘧, 必用柴胡湯, 若非此湯, 卽不足以爲治者, 故致展轉淹滯[71], 變生不測, 竟能殞命, 則知瘧本非死證, 惟槪以柴胡治瘧者殺之也. 夫柴胡爲少陽表藥, 若其瘧果發于少陽, 而以柴胡治之, 無不立愈. 若系他經用之, 則必令他經之邪展轉而入少陽, 遷延以斃[72], 乃旣死猶曰柴胡爲治瘧主藥, 吾開手卽用之, 不知其何以死, 病家亦以柴胡治瘧而竟不效, 眞其命之當死也, 彼此昏迷, 不得一悟, 良可浩嘆[73].

【譯】

張柳吟의 按: 앞에 열거된 傷風・暑瘧・婦人・小兒의 '얕고 가까운 방

---

69) 『素問』…少陽一經: 『素問』 第35篇인 「瘧論」을 지칭한다. 瘧疾의 病因・病機・症候分類・治療原則・刺針方法 등에 대한 내용이 들어 있다.

70) 沈綠芊(심록천): 1717~1767년. 淸代의 醫家로 이름은 金鰲, 號는 汲門, 晩號는 尊生老人이고 江蘇省 無錫人이다. 저서로는 『沈氏尊生書』가 있다.

71) 淹滯(엄체): 오래 머무르다. 장기간 체류하다.

72) 斃(폐): 죽다. 죽이다. 쓰러지다. 망하다.

73) 浩嘆(호탄): 크게 탄식하다.

법'이란 본래 가볍고 얕은 病證으로 치료의 대강을 거론한 것이지, 이들 여러 病證에 어떤 원인과 동반된 雜證 有無를 막론하고 전부 이 방법으로 치료할 수 있을 정도의 秘法이란 말은 아니다. 의학이 이렇게 쉽지는 않으니, 독자들은 절대 말로써 그 본질의 뜻을 해쳐서는 안 되며, 이후 '暑'에 대해 논술한 각 條文을 보면 알 수 있을 것이다. 瘧疾의 경우, 『素問』에서는 六經뿐만 아니라 臟腑까지 구분하고 있으니 절대 少陽經 하나에만 집착하지 않았다. 이런 까닭에 沈綠芊은 "요즘 의사들이 瘧疾을 치료할 때는 반드시 柴胡湯을 쓰는데, 柴胡湯이 아니면 瘧疾을 치료할 수 없다고 하니, 이 때문에 病證이 엎치락뒤치락 오래 머물러 이상한 病證으로 바뀌어 결국 목숨까지 해치게 된다. 따라서 瘧疾이 본래 죽는 病證은 아닌데 개괄적으로 柴胡로만 치료해서 환자를 죽게 한다는 것을 알 수 있다"고 말했다. 柴胡는 少陽經의 表藥이므로 瘧疾이 少陽經에서 생겼을 때 柴胡로 치료하면 전부 낫는다. 하지만 다른 經과 관련된 경우에 쓴다면 반드시 다른 經의 邪氣를 少陽經으로 轉入하게 만들어 본래의 病證이 변화되고 지연되어 결국 죽게 된다. 이렇게 죽게 되어서도 의사들은 "柴胡는 瘧疾을 치료하는 主藥으로 내가 처음부터 柴胡를 썼는데 왜 죽는지 모르겠다"고 말하고, 환자 역시 柴胡로 瘧疾을 치료했는데도 결국 효과가 없었으니 자신이 죽을 수밖에 없는 命이라고 받아들인다. 이렇게 의사와 환자 모두 醫理에 어두워 조금도 깨닫지 못하니 매우 안타까울 따름이다.

【原文】

又按: 浙江之六味・八味湯, 此風至今不息, 又惟紹興爲尤盛, 蓋恪守[74]景岳[75], 不啻[76]齊人知管仲也[77]. 山陰之下方橋有陳姓世醫[78], 頗著盛

---

74) 恪守(각수): 정성을 다하여 힘써 지키다. 정성을 다하여 받들다.

75) 景岳(경악): 明代 醫家인 張介賓을 말한다. 『素問』『靈樞』에 조예가 깊어 30년에 걸쳐 『類經』을 편성하며 類로 門을 나누고 상세한 注釋을 가했다. 또한 『類經圖翼』『類經附習』『質疑錄』을 편집하고, 만년에는 자신의 임상경험을 결합해서 『景岳全書』를 집성했다. 醫學理論은 초기에는 朱震亨의 '陽常有

名, 求診者踵相接, 而一脈相傳[79], 不問何病, 僅此二方出人. 乙未夏, 余僕鄭九, 幾[80]爲所殺. 然其門如市, 數世不衰, 人情畏虛, 補死無怨, 眞誅心之論[81]也.

【譯】

又按: 浙江지역에서 六味地黃湯 · 八味地黃湯 등을 많이 사용하는 풍조는 지금도 여전하다. 특히, 紹興 지방에서 더욱 심한데, 그 이유는 張景岳의 이론을 받들어 추종하기 때문으로 이는 마치 齊나라 사람들이 管仲만 아는 것과 마찬가지이다. 山陰의 아래 方橋라는 곳에 陳氏 姓을 가진 世醫가 제법 명성이 높아 진료 받기를 원하는 사람들이 줄을 이었는데, 그 역시 이런 부류의 사람으로 어떤 병인지는 묻지도 않은 채 겨우 이 두 가지 처방만을 썼다. 乙未年 여름, 나의 하인인 鄭九도 약을 복용하고 하마터면 죽을 뻔했는데 그 의원은 여전히 門前成市를 이루었고, 몇 십 년 동안 그 勢가 수그러들지 않았으니, 사람들의 마음이 虛함을 두려워하여 "補藥을 쓰다 죽으면 원망조차 하지 않는다"란 말은 틀림없는 誅心之論이다.

餘 陰常不足'을 따랐지만, 중년 이후에는 『內經』의 '陰平陽秘 精神乃治' 등을 근거로 朱震亨의 이론에 크게 반대하면서 '陽非有餘' '眞陰不足' '人體虛多實少' 등의 이론을 제시하여 眞陰, 元陽을 補益해야 하고 寒凉한 攻伐하는 약물은 신중히 사용해야 한다고 주장했다.

76) 啻(시): 뿐. 다만 ~뿐 아니라.

77) 齊人知管仲也: '管鮑之交'란 고사성어로 유명한 齊나라의 재상 管仲은 鮑叔牙의 추천으로 齊桓公에게 발탁되어 齊나라의 政事를 잘 관리함으로써 齊桓公은 天下의 覇者가 된다. 따라서 齊나라 사람이 管仲을 모른다는 것은 있을 수 없는 일이다.

78) 世醫(세의): 의원 집안에서 배출된 醫家.

79) 一脈相傳: (사상 · 행위 · 학설 따위의 계승 관계를 가리키는데) 한 계통으로 이어 내려오다.

80) 幾(기): 거의. 하마터면.

81) 誅心之論(주심지론): 실제 죄상은 어떻든 그 속마음을 책하는 의론. 남의 속마음을 폭로하는 깊이 있는 비판.

【原文】

雄按: 小柴胡湯柴・半各八兩, 以今準之, 各得六錢另八釐, 蔘・草・芩・薑各三兩, 準今各得二錢二分八釐, 大棗十二枚, 以水一斗二升, 準今則八合零四杪[82], 煮至減半, 去滓再煎至減半, 夫煎而又煎, 僅取四分之一, 其湯之濃郁甘柔可知矣. 喩氏[83]謂和劑, 取其各藥氣味之相和. 余謂和者, 取氣緩味厚, 斯爲補正托邪之用, 故惟風寒正瘧, 可以按法而投, 則蔘・甘・薑・棗補胃滋營, 半夏利其樞, 柴・芩解其熱, 病無有不愈矣. 卽今人於瘧發之先, 飽啖羊肉酒飯, 亦能取效. 因風寒自表而受, 胃府空虛, 仍能安穀, 譬諸邊釁[84], 可以發糧帑而命將也. 若溫熱暑濕之時瘧, 邪自口鼻而受 病從裏發, 肺胃之氣窒塞, 先以痞悶惡穀, 譬諸內患, 必須淸宮禁而搜伏也. 病形雖似, 證因逈殊[85], 苟不辨別, 而執小柴胡揚以爲治, 則蔘・甘・薑・棗之溫補, 壅塞助邪, 必致液涸神昏, 卽不用全方而專以柴胡治瘧, 亦惟時邪不重而外挾風寒者, 始可見功, 尤必隨證之佐使得宜, 庶無他變, 此倪涵初[86]之三方, 所以愈病者稀而加病者多也.

【譯】

王士雄의 按: 오늘날 기준으로 小柴胡湯 중에 柴胡와 半夏 各 8兩은 各 6錢8釐이고, 人蔘・甘草・黃芩・生薑 各 3兩은 各 2錢2分8釐이며, 大棗 12枚와 물 1斗2升은 8合4杪이다. 끓여서 절반으로 줄면 찌꺼기를 제거하고 다시 절반으로 줄어들 때까지 끓인다고 했으니, 끓이고 다시 끓여 겨

---

82) 杪(초): 끝. 나무・시간・사물의 끝. 작다. 가늘다.

83) 喩氏(유씨): 淸代의 著名한 醫家로 字는 嘉言, 別號는 西昌老人인 喩昌을 말한다. 지금의 江西 南昌인 新建人으로 만년에 『醫門法律』『寓意草』『尙論篇』 등을 저술했다.

84) 釁(흔): 피를 바르다. 틈. 간격. 분쟁의 발단. 불화.

85) 逈殊(형수): 매우 다르다. 판이하다.

86) 倪涵初(예함초): 淸代의 醫家로 紹興人인데 스스로 江陰人이라 稱했다. 그가 지은 『痢疾三方』과 『瘧疾三方』이 전국적으로 유행한 적이 있었는데, 처방에 모두 柴胡가 들어 있다.

우 1/4만 취했으므로 小柴胡湯은 濃郁하고 甘柔한 처방임을 알 수 있다. 喩嘉言이 小柴胡湯을 和劑라고 말한 것은 구성약물의 氣味가 서로 조화롭다는 의미이지만, 나 王士雄이 和劑라고 말하는 것은 氣味가 緩厚해서 '補正托邪'의 목적에 알맞게 사용할 수 있다는 뜻이다. 따라서 오직 風寒正瘧에 적절히 투여하면 人蔘·甘草·生薑·大棗가 補胃滋營하고 半夏는 利其樞하며 柴胡·黃芩이 解熱하여 병이 낫지 않을 수 없다. 즉, 요즘 사람들이 瘧疾이 發作하기 전에 양고기와 술·밥을 실컷 먹는 것 역시 효과를 거둘 수 있는데, 風寒의 邪氣는 表部로부터 침입하므로 胃腑가 空虛할 때는 소화기를 안정시킬 수 있기 때문이니, 비유하자면 모든 변방의 분쟁은 국가의 곡식 창고를 열어 해결하는 것이 유능한 장수인 것과 같다. 한편, 溫熱과 暑濕의 時瘧은 邪氣가 口鼻로부터 침입해서 裏部를 따라 생긴 病證으로 肺胃의 기운이 막혀 먼저 痞悶하고 惡食하니, 비유하면 모든 내부의 우환은 반드시 궁궐을 깨끗이 해서 수색해야 하는 것과 같다. 正瘧과 時瘧은 瘧疾이라는 병의 外形은 비슷하지만 病證과 病因이 매우 다른 만큼 잘 辨別하지 않고 小柴胡湯만을 집착해서 치료한다면 人蔘·甘草·生薑·大棗의 溫補가 邪氣의 壅塞을 조장하여 반드시 津液이 마르고 정신이 昏迷한 상태에 빠지게 된다. 즉, 小柴胡湯이란 方劑를 사용하지 않고 柴胡만으로 瘧疾을 치료할 때에도 時邪가 심하지 않으면서 外感 風寒을 동반한 경우에만 효과를 볼 수 있고, 특히 病證에 따라 加減한 佐使 약물이 적합해야만 다른 變證이 생기지 않을 것이다. 이 때문에 倪涵初의 세 가지 瘧疾處方을 써서 병이 나은 사람이 드물고 더 심해진 사람이 많은 것이다.

【原文】

不但此也, 每見粗工治瘧, 不究病因, 輒[87]以薑棗湯飮之, 因而貽誤[88]者

87) 輒(첩): 문득. 갑자기. 쉽게.
88) 貽誤(이오): 잘못을 남기다.

不少, 羊肉亦然. 凡屬時邪化證, 雖愈亦勿遽食, 蓋傷寒有五, 瘧亦有五, 不過重輕之別耳. 傷寒惟感寒卽痛者爲正傷寒, 乃寒邪由表而受, 治宜溫散, 尤必佐以甘草・薑・棗之類, 俾助中氣以托邪外出, 亦杜外邪而不使內入, 倘[89]邪在半表半裏之界, 或所感邪氣較輕, 不爲傷寒而爲正瘧者, 其脈必弦, 幷以小柴胡湯和解爲主方. 設冬傷于寒而不卽病, 則爲春溫夏熱之證, 其較輕者, 則爲溫瘧・癉瘧[90], 軒岐・仲景皆有明訓, 何嘗[91]概以小柴胡湯治之耶? 若感受風溫・濕溫熱之氣者, 重則爲時感, 輕則爲時瘧. 今世溫熱多而傷寒少, 故瘧亦時瘧多而正瘧少. 溫熱暑濕, 旣不可以正傷寒法治之, 時瘧豈可以正瘧法治之哉? 其間二日而作者, 正瘧有之, 時瘧亦有之, 名曰三陰瘧者, 乃邪犯三陰之經也, 不可誤以爲必是陰寒之證也. 醫者不知五氣皆能爲瘧, 顢頇[92]施治, 罕[93]切病情. 故世人患瘧多有變證, 或至纏綿[94]歲月, 以致俗人有瘧無正治, 疑爲鬼祟等說. 惟葉氏[95]精于溫熱暑濕諸感, 故其治瘧也, 一以貫之. 余師其意, 治瘧鮮難愈之證. 曩陳仰山封翁詢余曰: 君何治瘧之神乎? 殆[96]別有秘授耶? 余謂何秘之有, 第不惑于悠悠[97]之謬論, 而辨其爲風溫, 爲濕溫, 爲暑熱, 爲伏邪者, 仍以時感法淸其源耳. 然溫瘧・暑瘧, 雖宜凉解, 尤當辨其邪之在氣在營也. 繆氏[98]善治暑瘧, 而用當歸・牛膝・鱉甲・首烏等血分藥于陽

---

89) 倘(당): 혹시. 갑자기 멈추는 모양.
90) 冬傷于寒…則爲溫瘧・癉瘧: 『素問・瘧論』에는 溫瘧・癉瘧에 대한 내용이 자세히 설명되어 있다.
91) 何嘗(하상): 언제 ~한 적이 있었느냐?
92) 顢頇(만안): 멍청하다. 사리에 밝지 못하다.
93) 罕(한): 드물다. 희소하다.
94) 纏綿(전면): 병이나 감정 등에 사로잡히다. 벗어나지 못하다.
95) 葉氏(섭씨): 1667~1746년. 淸代의 著名한 醫家로 字는 天士, 號는 香巖인 葉桂를 말한다. 世醫로서 衛氣營血辨證을 제창하고, 溫熱病의 전염경로・발병부위・변증논치 등에 대해 독창적인 논술을 하여 溫病學의 토대를 마련했다.
96) 殆(태): 아마도. 대개. 위험하다. 겨우. 간신히.
97) 悠悠(유유): 황당무계하다.
98) 繆氏(무씨): 1546~1627년. 明代의 醫家로 字는 仲淳, 이름은 希雍, 號는 慕台, 江蘇省 常熟人이다. 특히 本草에 정통했다. 『神農本草經』을 추앙하여 30

明證中, 亦屬非法. 若濕溫爲瘧, 與暑邪挾濕之瘧, 其濕邪尙未全從熱化者, 用藥極要斟酌[99], 而時瘧之外, 更有瘀血・頑痰・脚氣・肝火・營衛不足・陽維爲病等證, 皆有寒熱如瘧之象, 最宜諦[100]審. 拙案中諸治略備, 不辭饒舌[101], 附贅其槪于此, 愿司命者少加垂意, 愼毋囿[102]于小柴胡之死法, 而統治四時五氣之活瘧, 則幸甚矣.

【譯】

이뿐만이 아니라, 항상 형편없는 의사들이 瘧疾을 치료할 때를 보면 病因을 살피지도 않은 채 무작정 薑棗湯을 복용케 하여 이로 인해 잘못을 남기는 경우가 적지 않은데, 양고기 역시 마찬가지이다. 時邪로 인해 변화된 證은 나았더라도 갑자기 음식을 먹어선 안 되고, 傷寒의 종류가 다섯 가지이면 瘧疾 역시 다섯 가지로 다만 輕重의 차이가 있을 뿐이다. 傷寒으로 寒邪에 感觸되어 통증이 있는 경우는 正傷寒인데, 寒邪가 表部로부터 침입했기 때문에 치료는 溫散해야 한다. 특히, 반드시 佐使藥으로 甘草・生薑・大棗 등을 사용해서 中氣를 도와 邪氣를 밖으로 내보냄과 동시에 外邪를 막아 내부로 침입하지 않도록 해야 한다. 간혹 邪氣가 半表半裏에 있거나 感觸된 邪氣가 비교적 가벼워 傷寒이 아니라 正瘧이 된 경우는 반드시 脈이 弦한데, 이럴 때에는 小柴胡湯의 和解를 主方으로 투여한다. 가령 겨울철에 寒氣에 손상되어 바로 병이 되지 않으면 봄에는 溫病, 여

여 년 동안 對照・訂正하면서 注疏를 달아 『本草經疏』를 저술했는데 本草學, 특히 약물 炮炙에 공헌했다. 이 밖의 저서로는 『本草單方』 및 『先醒齋醫學廣筆記』가 있다.

99) 斟酌(짐작): 술 따를 '斟'과 잔 '酌'의 합성어이다. 각 글자의 옆에는 斗와 勺이 있는데 모두 액체나 곡식의 용량을 재는 도구이다. 원래 '술의 양을 재다' '잔에 술을 따르다'는 말에서 파생되어 '어떤 일의 실정을 미루어 살펴보다' '옳고 그름을 따지다' 또는 '적절한 방법을 따져 처리하다' 등의 뜻으로 쓰인다.

100) 諦(체): 살피다. 조사하다. 명료하게 알다. 자세히 알다.

101) 饒舌(요설): 말이 많다.

102) 囿(유): 동산. 얽매이다. 구애받다.

름에는 熱病의 病證이 되고, 비교적 가벼운 경우는 溫瘧이나 癉瘧이 된다는 것은 軒岐와 仲景 모두의 분명한 가르침인데, 언제 개괄적으로 小柴胡湯으로 치료한 적이 있었는가? 만약 風溫·濕溫의 熱한 기운에 感觸되었을 경우 심하면 時感, 가벼우면 時瘧이 된다. 요즘은 溫熱病이 많고 傷寒病이 적기 때문에 瘧疾 역시 時瘧이 많고 正瘧은 적다. 溫熱暑濕의 병이라면 이미 正傷寒의 방법으로 치료할 수는 없는데, 時瘧을 어떻게 正瘧의 방법으로 치료할 수 있겠는가? 이틀에 한 번 발작하는 경우는 正瘧뿐만 아니라 時瘧에서도 나타나고, 소위 '三陰瘧'이란 邪氣가 三陰經을 침범한 것이니, 이를 잘못해서 陰寒의 證으로 여겨선 안 된다. 의사가 五氣가 모두 瘧疾이 될 수 있다는 것을 알지 못하고 멍청하게 치료하면 病情을 없애기 힘들다. 이런 이유로 瘧疾을 앓는 사람들은 變證이 많아지고, 오랜 세월 동안 병에서 벗어나지 못하게 되었으므로 세속에서는 '瘧疾은 치료법이 없다' '鬼祟病이다' 등의 說이 나오게 되었다. 그러나 오직 葉天士만은 溫熱暑濕의 邪氣에 感觸되어 발병하는 모든 병에 精通했으므로 瘧疾의 치료에도 매우 뛰어났다. 나 또한 葉天士의 뜻을 宗旨로 삼았던 덕택에 瘧疾을 치료할 때 낫지 않은 경우가 드물었다. 예전에 陳仰山封翁이 나에게 "자네는 어떻게 瘧疾을 그렇게 잘 치료할 수 있는가? 아마 별도로 傳受 받은 비법이 있는 모양이다"라고 물었다. 나는 "무슨 비법이 있겠습니까? 다만 황당무계한 잘못된 이론에 현혹되지 않고 風溫, 濕溫, 暑熱, 伏邪 등을 잘 변별해서 時感의 治法으로 그 근원을 맑게 했을 따름입니다"라고 대답했다. 한편, 溫瘧과 暑瘧의 치료에 비록 凉解가 적합하더라도 특히 그 邪氣가 氣分에 있는지, 營分에 있는지를 잘 분별해야 한다. 繆氏는 暑瘧을 잘 치료했지만 當歸·牛膝·鱉甲·何首烏 등의 血分藥을 陽明證에 사용했으니, 이 역시 틀린 방법에 속한다. 만약 濕溫의 瘧疾이나 暑邪에 挾濕해서 생긴 瘧疾로써 濕邪가 아직 완전히 熱化하지 않았다면 약을 아주 적절하게 써야 하고, 時瘧 이외에 瘀血·頑痰·脚氣·肝火·營衛不足·陽維病 등의 病證에도 모두 寒熱이 교대로 나타나 마치 瘧疾

과 비슷하므로 매우 자세히 살펴야 한다. 졸렬한 醫案이므로 여러 치험례는 생략했고, 쓸데없는 말이 많음을 무릅쓰고 여기에 그 대강을 군더더기로 덧붙였다. 바라건대 생명을 관장하는 사람이 조금만 이 뜻에 관심을 가지고 막연하게 小柴胡湯을 사용하는 잘못된 방법에 얽매이지 않으면서 四時 五氣의 유행하는 瘧疾을 치료한다면 나 王士雄에게는 무한한 기쁨일 것이다.

【原文】

又按: 病去則虛者亦生, 病留則實者亦死, 眞千古名言. 蓋人者氣以成形耳, 法天行健, 原無一息之停, 惟五氣外侵, 或七情內擾, 氣機窒塞, 疾病乃生, 故雖在極虛之人, 旣病卽爲虛中有實, 總宜按證而施宣通消解之法, 一味蠻[103]補, 愈閡[104]氣機, 重者卽危, 輕者成錮. 奈醫家目不識病, 開口言虛, 病者畏死貪生, 樂于從補, 是以貧人無力服藥, 得盡其天年者多, 若富貴人之死于溫補, 則十居其七八也. 迷而不悟, 覆轍[105]相尋, 誠如徐氏所言, 讀此可爲痛哭.

【譯】

又按: '병이 없어지면 허약한 사람도 살 수 있고, 병이 머물러 있으면 견실한 사람도 죽는다'는 말은 진실로 영원불변의 名言이다. 사람이란 氣로써 형체를 이루니, 하늘의 健全한 운행을 본받는 까닭에 본래 잠시도 멈추지 않는다. 오직 외부에서 五氣가 침입하거나 내부에서 七情이 요동해서 氣機를 阻塞하는 까닭에 질병이 발생하니, 극도로 허약한 사람일지라도 일단 병이 들면 虛中挾實의 상태가 된다. 결국 모든 병은 病證에 따라 宣通消解의 法을 써서 치료해야 하는데, 한 가지 약물이라도 제대로 알지 못하고

103) 蠻(만): 사리를 분별하지 못하다. 오랑캐.
104) 閡(애): 밖에서 문을 잠그다. 한정하다.
105) 覆轍(복철): 넘어진 수레바퀴. 일찍이 실패했던 방법을 비유한 말이다.

補한다면 氣機를 더욱 阻塞해서 병세가 심한 사람은 위태롭게 되고, 가벼운 사람은 痼疾病이 된다. 그럼에도 불구하고 의사들은 병을 정확히 인식하지 못하고 입만 열면 '虛'라고 말하니 죽음을 두려워하고 삶을 바라는 환자들은 補藥을 좋아할 수밖에 없다. 사정이 이렇다보니 補藥을 복용할 수 없는 가난한 사람들은 天壽를 누리는 경우가 많은 반면, 富貴한 사람들은 溫補하는 처방 때문에 죽는 경우가 70~80%가 된다. 미련하게 깨닫지 못하여 의사·환자 가릴 것 없이 잘못된 前轍을 밟는 상황이 진실로 洄溪가 말한 대로이니, 이를 읽으며 통곡하지 않을 수 없다.

【原文】

又按: 崔氏八味丸用桂, 治脚氣上入, 少腹不仁, 乃溫化下焦寒濕之劑也. 用桂枝者,『金匱』名腎氣丸, 治虛勞腰痛, 少腹拘急, 小便不利, 及婦人轉脬[106]不得溺[107]. 又云: 短氣有微飮, 服此使從小便去[108]. 三證雖殊, 其爲溫通腎氣以行水, 則一也, 重用地黃之駕馭[109]者, 庶寒濕水飮之邪去而眞陰不傷耳. 後賢廣其義, 以治關門不開, 聚水成腫, 得其旨矣. 其下焦有濕熱者, 則去附·桂爲六味丸, 甚則加知·柏, 然皆與上·中之病無涉也, 且幷非主治諸虛, 人人可服之藥, 用者審之. 又『金匱』云: 男子消渴, 小便反多, 以飮一斗, 小便亦一斗, 腎氣丸主之[110]. 後人遂謂消渴有寒證, 且引『內經』'心移寒于肺爲肺消, 飮一溲二者死不治[111]'以爲口

106) 轉脬(전포): 배꼽 아래가 땅기면서 아프고 소변이 나오지 않아 마치 방광이 뒤집힌 것 같은 상태를 말한다.

107) 腎氣丸…轉脬不得溺: 『金匱要略』의 「血痺虛勞病脈證幷治」에 '虛勞腰痛 少腹拘急 小便不利者 八味腎氣丸主之'와 「婦人雜病脈證幷治」에 '婦人病飮食如故 煩熱不得臥 而反倚息者 何也? 師曰 此名轉胞不得溺也 以胞系了戾 故致此病 但利小便則愈 宜腎氣丸主之'가 나온다.

108) 短氣…從小便去: 『金匱要略·痰飮咳嗽病脈證幷治』에 '夫短氣有微飮 當從小便去之 苓桂朮甘湯主之. 腎氣丸亦主之'가 나온다.

109) 駕馭(가어): 마차 따위를 몰다. 부리다. 제어하다. 다스리다. 관리하다.

110) 男子消渴…腎氣丸主之: 『金匱要略·消渴小便利淋病脈證幷治』에 '男子消渴 小便反多 以飮一斗 小便一斗 腎氣丸主之'가 나온다.

實, 而極言專主淸凉之謬, 擧世[112]惑之, 莫敢掉謦[113], 惟南海何西池[114]曰: 此雖亦名消渴, 而實非消渴, 『金匱』所言, 乃因其人命門火衰, 不能蒸動腎水, 與脾胃中穀氣以上達于肺, 故上焦失潤而渴, 其所飮之水, 未經火化, 直下膀胱, 故飮一溲一, 其味不鹹. 腎氣丸以壯其命門之火, 如釜底加薪, 則水穀之氣上騰, 蒸爲潤澤也. 然此證止因水不上滋而渴, 非如盛火之焚灼, 則其渴不甚, 飮亦必不多. 其謂飮一斗溲一斗者, 乃合計之詞, 非言每飮輒一斗也, 其與熱證之大渴引飮不止者, 安得無殊耶? 且腎熱則小便如膏, 腎寒則小便淸白, 又自有辨也. 至『內經』所言心火衰微, 反爲水冷金寒之化, 不特所飮之水無氣以化, 且幷身中之津液, 亦無氣提攝, 相幷下趨而成飮一溲二之證, 則肺氣之消索已甚, 尙何大渴大飮之有? 似皆不當名以消渴, 致後人涇渭不分[115], 動手溫補, 熱證逢之, 不死何待? 此守眞[116]·戴人[117]所爲大聲疾呼, 而痛詆[118]其非也. 余謂此辨最爲精切, 故于『醫砭』中錄出以爲後人矩矱[119].

---

111) 心移寒于肺…死不治: 『素問·氣厥論』에 '心移寒於肺爲肺消 肺消者飮一溲二 死不治'가 나온다.

112) 擧世(거세): 온 세상. 온 누리. 전 세계.

113) 謦(경): 기침. 기침소리. 속삭이다. 웃으며 소곤거리다.

114) 何西池(하서지): 淸代 관리이자 문인이면서 醫家로 이름은 夢瑤, 字는 報之로 廣東省 南海人이다. 雍正 때 進士로 百家에 능통하여 詩文으로도 이름을 알렸고, 遼陽 등지에서 관리를 지냈다. 思恩에서 관리로 있을 때 疫癘가 유행하자 方藥을 베풀었고, 낙향해서 醫療에 종사했다. 1751년 張景岳의 說에 비평을 가한 『醫碥』을 간행했고, 이외의 저서로 『本草韻語』『神效脚氣秘方』『婦科良方』『幼科良方』『痘疹良方』『樂只堂人子須知韻』 등이 있다.

115) 涇渭不分(경위불분): 선악이나 시비의 구분이 확실하지 않다.

116) 守眞(수진): 金代의 著名한 醫家로 自號가 通玄處士인 劉完素이다. 『太平惠民和劑局方』의 用藥이 燥熱에 치우치는 것을 배척하여 치료에 降心火·益腎水를 위주로 했으므로 후세에 그를 寒冷派라 불렀다.

117) 戴人(대인): 金代의 著名한 醫家로 字는 子和, 自號는 戴人인 張從正이다. 劉完素의 학술사상을 계승하여 寒凉한 약물을 많이 사용했고, 發汗法·吐法·攻下法에도 능했다. 補藥이 남용되던 시대 상황에서 先攻候補를 주장하는 등 치료가 주로 攻下에 많이 치우쳤으므로 후세에 그를 攻下派라고 불렀다.

118) 詆(저): 꾸짖다. 비난하다. 욕하다.

119) 矩矱(구확): 법규. 규칙. 법도.

【譯】

又按: 肉桂를 사용한 崔氏八味丸은 脚氣의 上入으로 생긴 少腹不仁을 치료하니, 이는 下焦의 寒濕을 溫化하는 方劑이다. 桂枝를 사용한 『金匱要略』의 腎氣丸은 虛勞病으로 생긴 腰痛·少腹拘急·小便不利 및 婦人의 轉脬證으로 소변을 보지 못하는 것을 치료하고, 또한 '호흡이 짧고 경미한 水飮이 있으면 이를 복용해서 소변을 통해 제거한다'고 말한다. 이들 세 가지 病證은 각각 다르지만 腎氣를 溫通하여 行水한다는 점은 일치하는데, 多量의 地黃을 사용하여 寒濕한 水飮의 邪氣가 없어지면서도 眞陰은 손상되지 않게 하였다. 후세의 賢人은 그 의미를 더욱 확대해서 關門이 열리지 않아 물이 모여 생긴 水腫까지 치료했으니, 이는 仲景의 趣旨를 얻은 것이다. 한편, 下焦에 濕熱이 있는 경우는 附子·肉桂를 빼서 六味丸이 되게 하고, 심하면 知母·黃柏을 加한다. 하지만 이 모든 처방은 上焦·中焦의 병과는 전혀 관련이 없을 뿐만 아니라, 모든 虛證을 主治하여 사람들마다 복용할 수 있는 약은 결코 아니니, 이를 사용하는 의사들은 잘 살펴야 한다. 또한 『金匱要略』에서는 '남자가 消渴病을 앓으면 도리어 소변을 많이 보는데, 물 1말을 마시면 소변 1말을 배출한다. 이는 腎氣丸으로 主治한다'고 말했는데, 후세 사람들은 여기에 덧붙여 消渴病에 寒證이 있다고 하여 『內經』의 '心이 肺로 寒邪를 보내면 肺消가 생긴다. 肺消란 물을 1잔 마시면 小便으로 2잔을 배설하는데 죽는다'란 말을 인용해서 구실로 삼고, 심지어는 消渴病에 무조건 淸凉法을 쓰는 것은 잘못이라는 極言으로 세상을 현혹하여 감히 이를 바로잡을 수조차 없었다. 절대 이런 말에 동요되면 안 된다. 오직 南海의 何西池만은 "여기서는 비록 消渴이라고 命名은 했지만, 실제로 消渴은 아니다. 『金匱要略』의 말은 환자가 命門의 火衰로 인해 腎水를 蒸動하지 못하고 脾胃의 穀氣를 肺로 上達하지 못하기 때문에 上焦가 失潤해져 생긴 갈증을 말한 것이니, 환자가 마신 물이 命門火의 化를 거치지 않고 곧장 膀胱으로 내려가므로 1말을 마시면 1말의 소변을 보고 맛 또한 짜지 않다. 腎氣丸으로 命門火

를 북돋는데, 이는 솥 밑에 땔감을 더해 주는 것 같아서 水穀之氣가 上騰하고 腎水가 蒸動되어 上焦가 潤澤해진다. 따라서 이 證은 단지 水氣가 위로 肺를 滋潤시키지 못해 생긴 갈증이지 왕성한 火가 焚灼하는 상태는 아니므로 갈증이 있더라도 심하지 않고 마시는 물의 양 역시 많지 않다. '물 1말을 마시면 小便을 1말 배출한다'는 말은 전부 합한 양이 그렇다는 말이지 매번 물 1말씩 들이킨다는 말은 아니니 熱證으로 인한 심한 갈증으로 끊임없이 물을 마시려는 상태와 어떻게 같겠는가? 또한, 腎熱하면 小便이 기름 같지만 腎寒하면 小便은 淸白하니, 이로써도 자연히 구별된다. 한편, 『內經』의 말은 心火가 衰微해서 도리어 水冷金寒의 化가 된 상태로 환자가 마신 물이 氣가 없어서 化하지 못할 뿐만 아니라 몸속의 津液 역시 氣가 없어서 提攝되지 못하므로 물과 津液이 모두 아래로 내려가 물 1잔을 마시면 소변으로 2잔이 배설되는 證이 된 것이니, 이미 肺氣가 심하게 소멸한 마당에 어떻게 大渴·大飮이 생길 수 있겠는가? 따라서 이 모든 것을 消渴이라고 이름 붙이기에는 적당하지 않은 듯 싶은데, 후세에 이르러서는 정확히 구별도 않은 채 치료시에 항상 溫補法을 쓰고 있으니, 만약 熱證에 이런 경우를 당한다면 죽음 이외에 무엇을 기대하겠는가? 이 때문에 劉完素와 張從正 선생이 力說하여 그 잘못을 심하게 꾸짖은 것이다"라고 말한다. 나 王士雄은 이 주장이 매우 옳다고 여기는 까닭에 『醫砭』의 내용 중에서 이를 발췌하여 후세 사람들이 法度로 삼을 수 있게 하였다.

【原文】

第世人喜服溫補, 不獨吾浙爲然, 如江西文物之邦, 人才蔚起, 惟于醫學, 則鄙陋尤甚, 喩嘉言120)是其土著, 書反不行, 專奉薛新甫121)·趙養葵122)

120) 喩嘉言(유가언): 淸初의 저명한 醫家로 이름은 昌, 別號는 西昌老人, 新建(지금의 江西省 南昌)人이다. 특히 『傷寒論』을 추종했고, 方有執의 『傷寒論條辨』의 기초 위에 傷寒論 條文을 더 分類·歸納했다. 저서로는 『醫門法律』『寓意

二家爲主指, 不拘病證, 凡方中無附·桂·鹿茸·薑·萸·故紙等味者, 人皆不肯沾唇, 是以建昌郡城有專售[123]附子一物之行. 此說向聞之吉安[124]宋渭川鹺[125]尹, 初尙疑其言之過實也, 今至撫州[126], 目擊信然. 因謂宜黃邑侯楊素園曰: 君旣精于醫而官于此, 正可力挽頹風, 登民壽域. 楊候蹙頞[127]云: 非不爲也, 是不能也. 梔子黃芩, 畏之如虎, 石膏知母, 視之若砒, 相習成風, 牢不可破, 旣不能導之以政, 又不可齊之以刑, 官其如彼何哉? 而此間頗有著述, 無非薛·趙二氏之唾餘[128], 且謂黑錫丹[129]可以久服, 其議論大率類此, 所以溫熱病, 從未聞有一人得生者, 余謂此則喩氏不能辭其責也. 『寓意草[130]』醫案, 冠絶古今, 而『金鑑[131]』病少陰傷寒于春月, 治法絲絲入扣[132], 允爲仲聖眞傳. 奈嘉言誤指爲溫, 立

草』 등이 있다.

121) 薛新甫(설신보): 明代의 著名한 醫家로 號는 立齊이고, 이름은 己이다. 질병 치료시 眞陰·眞陽을 補하는 方劑를 사용해야 한다고 주장했다.

122) 趙養葵(조양계): 明代 醫家인 趙獻可를 말한다. 醫理에 있어서 薛己를 추앙하여 命門說을 발전시켰다. 命門을 인체의 주된 臟腑로서 그 의의가 心보다 중요하다고 보고 養生이나 治病에 命門火의 滋養이 중요하다고 여겨 주로 六味地黃丸, 八味地黃丸의 처방을 사용했다. 저서로는 1617년 간행된 『醫貫』 6卷이 있는데, 徐大椿 등 일부 醫家의 비평을 받았다.

123) 售(수): 팔다. 팔리다. 행해지다.

124) 吉安(지안): 중국 장시성(江西省) 중남부에 있는 도시. 간장강과 지류인 허수이강(禾水)의 합류지점에 있다. 秦나라 때에는 廬陵縣, 후한과 남북조 때에는 한때 高昌과 石陽이라고도 불렸지만, 隋나라 때에 옛 이름을 되찾았다.

125) 鹺(차): 소금. 진한 소금기.

126) 撫州(푸저우): 푸젠성(福建省) 중동부 민장강 하류 좌안에 있는 도시. 옛 이름은 민허우로서 와이푸철로(外福鐵路)의 거점이다.

127) 蹙頞(축알): 콧마루를 찡그린다는 뜻으로 근심하는 모습을 형용한 말이다.

128) 唾餘(타여): 다른 사람의 보잘것없는 의견이나 말.

129) 黑錫丹(흑석단): 『太平惠民和劑局方』에 수록된 처방으로 正一丹, 來復丹, 養正丹, 二和丹이라고도 하며 補損扶虛·救陰助陽의 효능이 있다.

130) 寓意草(우의초): 1643년에 淸代의 喩昌이 편찬한 醫書로 內科雜病을 위주로 치료가 어려운 治案 60여 項이 수록되어 있다.

131) 金鑑(금감): 『醫宗金鑑』. 1742년 淸代 乾隆시대에 정부에서 조직적으로 편찬·간행한 총 90권 15종의 대형 醫學叢書이다. 『內經』에서부터 淸代까지의 諸家 醫書를 총망라했다.

132) 絲絲入扣(사사입구): 베를 짤 때 모든 실이 '扣(바디)' 사이를 통과하다. (문

言[133]偶失, 其書雖不行于其鄉, 而此一大錯, 竟成鐵鑄, 諒鄉人必熟聞之矣. 黃紫垣明府云: 吾鄉以附子爲必用之常品者, 良由水土之氣較寒耳. 余曰不然, 界接粤[134]閩[135], 冬無霜雪, 花皆早放, 草木蕃滋, 地氣較江浙尤暖, 其慣服熱藥, 死而無悔者, 正徐氏所謂死後人必冷也. 素園聞之捧腹[136].

【譯】

한편, 세상 사람들이 모두 溫補하는 약의 복용을 좋아하는 것은 내가 사는 이곳 浙江지역만 그런 것이 아니다. 文物이 발달한 江西지역에서는 人才가 많이 나왔지만, 유독 의학 분야에서만큼은 鄙陋함을 면치 못하고 있다. 喩嘉言은 이 지역의 토착민인데도 그의 책은 유행하지 않고 薛己와 趙獻可 두 사람만을 宗旨로 떠받들어 사람들은 모두 어떤 病證을 막론하고 처방 속에 附子 · 肉桂 · 鹿茸 · 乾薑 · 山茱萸 · 破古紙 등의 약물이 없으면 약을 입에 대려고도 하지 않으니, 이 때문에 建昌郡城에서는 附子 한 가지만 파는 가게까지 성행하고 있다. 내가 이런 말을 吉安의 渭川 宋鹺尹에게 들었을 때, 처음에는 과장된 것이리라 생각을 했지만 이제 撫州에 도착해서 눈으로 직접 보니 믿지 않을 수가 없었다. 이런 까닭에 나는 宜黃 땅의 제후인 楊素園에게 "의학에 精通한 당신이 이곳을 관리하고 있으니 전력을 다해 잘못된 풍조를 바로잡는다면 백성들이 모두 장수할 것입니다"라고 말했다. 이에 楊素園은 근심 어린 모습으로 대답하기를 "그렇게 하지 않는 것이 아니라 그렇게 할 수가 없습니다. 梔子 · 黃芩을 호랑이처럼 두려워하고, 石膏 · 知母를 砒霜 같은 극약으로 보는 풍습이 전해져 견고하여 깰 수 없는 상태가 되었으니, 이미 行政으로 引導할 수 없을 뿐만 아

장이나 예술 표현이) 매우 세밀하고 조리가 있다.

133) 立言(입언): 후세에 모범이 될 만한 훌륭한 말을 하다.

134) 粤(월): 나라 이름. 지금의 廣東省과 廣西省 일대를 말한다.

135) 閩(민): 종족의 이름. 福建省의 다른 이름이다.

136) 捧腹(봉복): 배를 끌어안고 몹시 웃다. 배꼽이 빠지도록 웃다.

니라 刑罰로도 다스릴 수 없는 지경까지 이르렀습니다. 이런 상황에서 官이 무엇을 할 수 있겠습니까?"라고 하였다. 그간 책이 없었던 것은 아니지만 薛己와 趙獻可 두 사람의 보잘것없는 의견이나 말을 모은 것들뿐이고, 아울러 黑錫丹은 오래 복용해도 무방하다는 말 등 대체로 이런 醫論들이었으므로 溫熱病을 앓은 사람 중에서 한 사람이라도 살았다는 말을 들어보질 못했으니 나는 喩嘉言이 그 책임을 피할 수 없다고 말한다. 喩嘉言의 『寓意草』 醫案은 古今을 통해 가장 뛰어난 책이었지만, 『金鑑』에서는 봄철에 생긴 少陰傷寒에 대한 治法을 매우 세밀하고 조리 있게 서술하였으니 진실로 仲景의 眞傳이다. 그런데 왜 喩嘉言은 이를 溫病이라고 잘못 지적하여 그릇된 선례를 세웠을까? 그가 지은 책이 비록 그 지방에서 유행하지는 않았더라도 이 커다란 실수가 마침내 鑄型처럼 되어 틀림없이 그 지방 사람들이 이에 대해 익히 듣게 되었을 것이다. 紫垣 黃明府는 "내가 사는 지역에서 附子가 반드시 사용되는 일상적인 약물이 된 이유는 水土之氣가 비교적 차기 때문이다"라고 말하였다. 나 王士雄은 "그렇지 않습니다. 이 지역은 廣東省·福建省의 경계와 인접한 곳이라서 겨울에도 눈이 내리지 않고 꽃들이 모두 일찍 피며 초목이 번성하는 등 浙江省에 비해서 地氣가 오히려 따뜻한 편입니다. 따라서 습관적으로 溫熱藥을 복용시켜 환자를 죽게 만들고도 전혀 후회하지 않는 것은 洄溪가 말한 바처럼 사람이 죽은 뒤에는 반드시 차가워지기 때문일 것입니다"라고 하였다. 楊素園은 이를 듣고 배꼽이 빠지도록 웃었다.

【疏】

序文에도 나와 있듯이 이 책 『醫砭』의 原著는 徐大椿의 『愼疾芻言』이다. 徐氏의 學識은 明淸 이래 거의 모든 醫家들이 필적하기 힘들 만큼 깊고 넓어서 어떤 하나의 醫學流派에 속한다고 규정하기 힘들 정도인데, 『內經』『傷寒論』『神農本草經』 등을 推崇하고 宋代 이후의 의학을 크게 비판한 점으로 미루어 復古主義的 醫學思想家였다는 사실을 추측할 수 있다. 하지만 薛己·趙獻可·張介賓 등으로 대표되는 溫補學派의 '補藥濫用'을 강하게 반대하면서도 구체적인 문제에 있어서는 臨床醫로서의 장점을 십분 발휘하여 宋元 이래 諸家들의 학설을 적극 계승하였다. 그의 또 다른 著作인 『醫略六書』의 命門 條에서 '命門爲元氣之根 眞火之宅 一陽居二陰之間 熏育之主 而五臟之陰氣 非此不能滋 五臟之陽氣 非此不能發'이라 한 것이 그 확실한 증거이다.

한편, 徐氏의 『愼疾芻言』을 參訂한 王士雄은 溫病學派의 대표적 인물이다. 그가 저술한 『溫熱經緯』는 吳又可의 『溫疫論』, 葉天士의 『溫熱論』, 그리고 吳鞠通의 『溫病條辨』과 더불어 溫病學의 대표적 저작이기 때문이다. 아무튼 王氏는 傷寒과는 전혀 별개의 溫病이 常存함을 피력하는 한편, 당시의 醫家들이 瘧疾에 小柴胡湯만을 고집하는 것이 마치 병이 났을 때 補藥만을 고집하는 폐단과 마찬가지임을 지적하고 있다.

'邪氣所湊 其氣必虛' '正氣存內 邪不可干' '扶正祛邪' 등과 같은 한의학적 疾病觀과 治療觀이 特長으로 발휘되기 위해서는 분명히 소위 '補藥'에 대한 올바른 인식과 계몽이 필요할 것이다.

用 藥

【原文】

醫道起于神農之著本草, 以一藥治一病, 但一病有數證. (統名[137]爲病, 如瘧痢之類分名爲證, 如瘧而嘔吐頭疼, 痢而寒熱脹痛之類.) 後之聖人, 取藥之對證者合幾味而成方, 故治病必先有藥而後有方, 方成之後, 再審其配合之法. 與古何方相似, 則云以某方加減, 幷非醫者先有 -六味八味理中等湯橫于胸中, 而硬派[138]人服之也. 至其辨證用藥之法, 如有人風寒痰食合而成病, 必審其風居幾分[139], 寒居幾分, 而藥則隨其邪之多寡以爲增減. 或一方不能兼治, 則先治其最急者, 所以無一味虛設[140]之藥, 無一分不斟酌之分兩也. 況醫之爲道, 全在自考, 如服我之藥而病情不減, 或反增重, 則必深自痛懲[141], 廣求必效之法而後已, 則學問自能日進. 若不論何病, 總以幾味溫補投之, 愈則而爲己功, 死則以爲病本不治, 毫無轉計, 此則誤盡天下而終身不自知也. 又其所名成方者, 用柴胡一味, 卽名柴胡湯, 用大黃一味, 卽名承氣湯, 于古人制方之義, 全然不知, 隨其口之所指而已. 其醫案, 則襲幾句陰陽虛實・五行生克籠統[142]套語, 以爲用溫補之地. 而文人學士, 又最易欺, 見有陰陽五行等說, 卽以爲有本之學, 深信不疑, 其人亦自詡[143]爲得醫學之捷徑, 將千古聖人窮思極想, 所制對證之方數千首, 皆不必問而已稱名醫矣. 夫醫者欲道之行, 相習成

---

137) 統名(통명): 總稱.
138) 硬派(경파): 억지로 보내다.
139) 幾分(기분): 좀. 약간. 얼마나. 다소.
140) 虛設(허설): (기구나 직위 등을) 형식상으로만 설치하다. 유명무실하다.
141) 懲(징): 징벌하다. 처벌하다. 징계하다.
142) 籠統(농통): 어느 것이나. 대체적으로. 막연하게. 두리 뭉실하다.
143) 詡(후): 뽐내다. 허풍떨다. 자랑하다. 과장하다.

風，猶無足怪[144]，獨是閑居[145]涉獵[146]之人，亦俱蹈襲[147]此等謬說，與醫者同聲[148]合氣[149]，親知家有病，即往幇助[150]醫者，用危言拿住[151]本家，使之不得不用溫補貴重之藥，以明關切[152]，因而致死，死則以爲用此等藥，原未嘗云病者服之必效，不過如此門第[153]之家，于理不該服价賤[154]之藥耳．若己生疾，又有人亦以此法斃之，眞屬可憫．數十年前亦有涉獵醫學者，頗能辨別藥性，博覽經方，今乃相率[155]而入于魔道，其始起于趙養葵・張景岳輩，全不知古聖制方之義，邪心自用，著書成家，彼亦不知流弊[156]至于此極也，我知天心仁愛，其轉移必不久矣．

【譯】 用藥

神農이 本草를 저술하면서부터 醫道가 시작되어 한 가지 藥으로 한 가지 病을 치료했는데, 다만 한 가지 病에는 몇 개의 證이 있다(총칭하여 이름 붙인 것이 病인데, 예를 들어 瘧痢의 경우 종류별로 나누어 이름 붙인 것은 證이 된다. 가령 瘧疾에 嘔吐頭疼하는 證, 혹은 痢疾에 寒熱脹痛하는 證 등). 후세의 聖人들은 證에 맞는 藥을 모아서 몇 가지 藥味를 합해 처방을 만들었으니 병을 치료할 때는 먼저 藥이 있은 후에 처방이 있어야 하고, 처방이 이루어진 후에 다시 그 配合의 法을 살펴야 한다. 그렇게 해서 어떤 古方과 비슷하면 '어떤 처방에 加減했다'고 말하는 것이지, 의사가

144) 無足怪(무족괴): 괴이할 것이 없다.
145) 閑居(한거): 하는 일 없이 집에 한가로이 있다.
146) 涉獵(섭렵): 대충대충 훑어보다.
147) 蹈襲(도습): 답습하다.
148) 同聲(동성): 입을 모으다. 일제히 소리를 내다.
149) 合氣(합기): 의기투합하다.
150) 幇助(방조): 돕다. 원조하다. 보좌하다.
151) 拿住(나주): 잡다. 붙잡다. 꽉 쥐다. 단속하다.
152) 關切(관절): 정이 두텁다. 친절하다. 배려하다. 보살피다.
153) 門第(문제): 가문. 집안.
154) 价賤(개천): 싼 값. 헐값.
155) 相率(상솔): 잇따라. 연이어.
156) 流弊(유폐): 악습. 누적되어 온 폐단.

미리 六味地黃湯, 八味地黃湯, 理中湯 등의 처방을 염두에 두었다가 환자에게 억지로 복용시키는 것이 아니다. 또한, 그 辨證해서 用藥하는 法에 있어서는 가령 환자가 風, 寒, 痰, 食이 합해져 병이 생겼다면 반드시 그 風邪가 얼마나 되는지, 寒邪가 얼마나 되는지를 살펴서 그 邪氣의 多寡에 따라 藥을 增減해야 하고, 혹 하나의 처방만으로 兼治할 수 없을 때는 가장 급한 것을 먼저 치료하는데, 이렇게 해야 한 가지의 약물이라도 불필요한 약물이 없게 되고, 일 푼이라도 적절치 못한 용량이 없게 된다. 특히, 醫道란 전적으로 스스로를 고찰해 보는 것인데, 자신의 藥을 복용하고도 病情이 줄지 않거나 오히려 더 심해졌다면 반드시 스스로 깊이 반성하고 必效의 法을 널리 구해야 하니, 이렇게 한 이후에야 학문이 자연스럽게 증진될 수 있다. 무슨 병인지를 막론하고 몇 가지 溫補하는 藥味를 투여해서 병이 나으면 자기의 功이고, 죽게 되면 병이 본래 不治였다고 하면서 조금도 생각을 바꾸지 않는다면 온 천하를 그르치게 하고서도 죽는 날까지 스스로 깨닫지 못할 것이다. 한편, 처방을 구성해서 이름을 붙일 때 柴胡 하나만 쓰면 柴胡湯이라 하고, 大黃 하나만 쓰면 承氣湯이라고 부르는 것은 古人들의 制方의 의미를 전혀 알지 못하고 단지 입에서 나오는 대로 지껄이는 말일 뿐이다. 또한 醫案에 있어서는 몇 가지 글귀의 陰陽虛實, 五行生克이란 막연한 상투적인 말을 답습해서 溫補法의 사용근거로 삼고 있다. 특히, 文人學士들이 가장 쉽게 속는 사람들인데, 陰陽五行說 등을 보면 근본이 있는 학문으로 여겨 조금도 의심치 않고 깊게 믿으며, 그 사람 역시 醫學의 捷徑을 얻었다고 스스로 허풍을 떨고 千古의 聖人이 窮究하여 證에 맞게 만든 수천 개의 처방을 모두 물을 필요도 없다면서 스스로를 名醫라고 부른다. 대개 의사가 道를 행하려고 할 때, 서로 배우고 익혀서 유행을 만드는 것은 전혀 이상한 일이 아니다. 다만 한가로이 대충 훑어본 사람들까지도 모두 이런 잘못된 說을 답습해서 의사와 함께 같은 소리로 의기투합을 한다. 잘 아는 집안에 환자가 생기면 의사를 도우러 가서는 위협적인 말로 환자 집안을 꼼짝 못하게 해서 어쩔 수 없이 溫補하는 귀중한 약재를 쓰도록 만들어 두터운 우정을 뽐내니 이로 인해 죽으면 이 藥을 쓸 때 원래 환자가 복용하면 반드시 효과가 있다고 말한 적이 없었고, 단지 이 집안 사람들이 이치를 잘못 이해하여 값싼 약을 복용했기 때문일 뿐이라고 말한다. 만약 자기에게 병이 생겼을 때도 다른 사람이 이렇게 해서 죽게 된다면 진실로 애석해 할 만한 일일 것이다. 수십 년 전에는 의학을 섭렵한 사람이 있어 제법 藥性을 辨別하고 經方을 두루 살폈지만 趙養葵·張景岳의 무리들로부터 시작해서 오늘날 이를 따르는 사람들이 잇달아 魔道로 들어가니, 이들은 古聖이 처방을 만든 의미를 전혀 알지 못하면서 사사로운 마음을 제멋대로 사용하여 책을 쓰고 一家를 이루었다. 그들 역시 이렇게 극단적인 폐단으로 흐를 것이란 사실을 몰랐을 것이다. 나는 天心仁愛가 반드시 오래지 않아 옮겨가리란 것을 알고 있다.

【原文】

張按: 洄溪之『醫貫砭』, 陳修園[157]之『新方八陣砭』, 醫者不可不讀也.

【譯】

張柳吟의 按: 의사들은 반드시 徐大椿의『醫貫砭』, 陳修園의『新方八陣砭』을 읽어야 한다.

【原文】

雄按: 葉香巖[158]『景岳發揮』, 近已梓行[159], 尤有功于醫學之書也.

---

157) 陳修園(진수원): 淸代의 저명한 醫家인 陳念祖를 말한다. 후인들이『陳修園醫書十六種』을 저술했는데 그 중 유명한 저서로는『靈素節要淺注』『傷寒論淺注』『金匱要略淺注』『神農本草經讀』『醫學從衆錄』『醫學實在易』『時方妙用』 등이 있다. 醫理에 있어서는『內經』『神農本草經』을 기초로『傷寒論』『金匱要略』을 중심 골격으로 삼았는데 특히 張仲景의 학설을 推重했다. 唐宋 이후 의학발전과 學派, 醫家(예를 들면 金元의 몇 명의 醫家와 溫補學派, 李時珍 등) 및 민간 의학에 대해 매우 단편적인 견해를 갖는데, 이는 그의 강한 尊經思想을 반영한다.

【譯】

王士雄의 按: 최근에 발행된 葉香巖의 『景岳發揮』는 더욱 醫學에 功이 있는 책이다.

【疏】

藥은 환자를 치료하는 수단으로서 理·法·方·藥에 의거하여 결정된다. 이 조문에서는 「用藥」이라는 제목을 붙여 약을 사용할 때의 주의사항, 가령 病因 및 病邪의 輕重을 잘 살펴야 하고, 標本緩急을 세심하게 헤아려야 하며, 약물의 용량 또한 신중해야 한다는 것 등을 언급하고 있지만, 보다 강조하려고 한 것은 高價의 溫補藥 濫用 풍조였다.

사실 우리 한의사들이 '用藥'에 대해 유념해야 할 거의 모든 사항은 『東醫寶鑑』의 「用藥門」에 잘 요약되어 있다고 여겨지는데, 形氣用補瀉·用藥大體 등의 조문부터 療病五法·治病八要·十八劑 등의 조문에 이르기까지 소홀히 할 내용이 하나도 없다.

158) 葉香巖(섭향암): 1667~1746년. 淸代의 저명한 醫家인 葉桂를 말한다.
159) 梓行(재행): 판각하다. 출판하다. 간행하다.

中　風

【原文】

中風, 北人多屬寒, 宜散寒; 南人多屬火, 宜淸火; 而祛風消痰, 則南北盡同. 古方自仲景候氏黑散[160], 風引湯[161]而外, 則續命湯[162]爲主方. 續命湯共有數首, 不外驅風, 其隨證加減, 皆有精義, 從未有純用溫熱滋補, 不放風寒痰火一毫外出, 以致重病必死, 輕病則使之不死不生, 惟日服人蔘以破其家而戀其命, 最可傷也. 又有稍變其說者, 用地黃飮子[163]以爲得陰陽兼補之法, 亦大謬也, 此方乃治少陰氣厥不至, 舌瘖足痿, 名曰痱證, 乃純虛無邪, 有似中風, 與風寒痰火之中風正相反, 劉河間[164]之書可考也. 乃以此方治有邪之中風, 其害相等. 余每年見中風之證, 不下[165]數十人, 遵[166]古治法, 十愈八九, 服溫補之藥者, 百無一愈, 未甚服補藥者,

---

160) 候氏黑散: 『金匱要略 · 中風歷節病脈證幷治』에 나온다. 大風으로 四肢가 몹시 무겁고 心中에 惡寒이 있으며 空虛한 경우를 치료한다. 처방 구성은 菊花四十分 白朮十分 細辛三分 茯苓三分 牡蠣三分 桔梗八分 防風十分 人蔘三分 礬石三分 黃芩五分 當歸三分 乾薑三分 芎藭三分 桂枝三分이다. 한편, 이 처방이 과연 仲景의 것인지에 대해서는 아직도 논쟁이 있다.

161) 風引湯: 『金匱要略 · 中風歷節病脈證幷治』에 나온다. 熱로 인한 半身不遂와 癲癎을 치료한다. 처방 구성은 大黃 乾薑 龍骨各四兩 桂枝三兩 甘草 牡蠣各二兩 寒水石 滑石 赤石脂 白石脂 紫石英 石膏 各六兩이다.

162) 金匱續命湯: 麻黃 人蔘 石膏 當歸 川芎 桂枝 乾薑 甘草各三兩 杏仁去皮尖四十枚.

163) 河間地黃飮子: 治舌瘖不能言 足廢不能行. 此謂少陰氣厥不至 急當溫之 名曰痱證. 熟地 山茱萸 茯苓 麥門冬 石斛 巴戟去心 肉蓯蓉酒浸 附子 官桂 五味 遠志 石菖蒲 右等分 每服五錢 入薄荷少許 薑棗煎服.

164) 劉河間(유하간): 金代의 醫家로 이름은 完素, 字는 守眞, 自號는 通玄處士로 河間人이다. 『素問玄機原病式』『素問病機氣宜保命集』『宣明論方』『三消論』『傷寒直格方』등의 저술이 있다. 이 중『素問病機氣宜保命集』과『三消論』을 가탁으로 보는 견해도 있다.

165) 不下(불하): 이상이다.

尙可挽回, 其不能全愈, 或眞不治者, 不過十之一二耳. 奈何一患此證, 遂甘心[167]永爲廢人, 旁人亦視爲必不起之證, 醫者亦惟令多服重价[168]之藥, 使之直得一死, 而可無遺憾[169], 豈不怪哉! 愿天下之中風者, 斷勿以可愈之身, 自投于必死之地也.

【譯】 中風

中風의 경우 북쪽 사람들은 대부분 寒에 속하니 散寒해야 하고, 남쪽 사람들은 대부분 火에 속하니 淸火해야 하는데, 祛風消痰하는 방법은 남쪽과 북쪽이 모두 같다. 古方으로는 仲景의 候氏黑散, 風引湯 외에 續命湯이 主된 처방이다. 續命湯은 모두 몇 종류가 있지만 驅風을 벗어나지는 않고, 證에 따라 加減하면 모두 精微로운 의미가 있는데, 오로지 溫熱滋補하는 약만을 써서 風·寒·痰·火의 邪氣가 전혀 밖으로 나가지 못하게 만들어 위중한 병이면 죽게 되고, 가벼운 병이면 죽지도 살지도 못하게 되는 경우는 없었다. 특히, 매일 人蔘을 복용해서 가산을 탕진하고 목숨을 연명하는 것이 가장 나쁘다. 또한 말을 조금 바꾼 경우도 있는데, 地黃飮子를 써서 陰陽을 兼補하는 法으로 삼는 것 역시 큰 잘못이다. 이 처방은 少陰의 氣가 厥하여 이르지 않아 생긴 舌瘖, 足痿의 '痱證'을 치료하는데, 劉河間의 책에서 고찰할 수 있듯이 이는 순전히 虛證만 있고 邪氣가 없는 상태로 中風과 비슷하지만 風·寒·痰·火邪의 中風과는 완전히 相反된 경우이다. 따라서 이 처방으로 邪氣가 있는 中風을 치료한다면 그 피해는 상당하다. 내가 매년 수십 명 이상의 中風證 환자를 보았는데, 古方의 治法으로는 80~90%가 나았지만 溫補藥을 복용한 사람들은 전혀 낫지 않았고, 補藥을 그리 많이 복용하지 않은 사람들은 그래도 挽回할 수 있었으니, 온전히 낫지 않거나 정말 不治였던 사람들은 10~20%에 불과했

166) 遵(준): 순종하다. 따르다.
167) 甘心(감심): 하는(되는) 대로 내버려 두다.
168) 重价(중개): 고가. 비싼 값.
169) 遺憾(유감): 유감스럽다.

다. 그런데 왜 일단 中風을 앓으면 영구히 廢人이 되게 내버려 두고, 주변 사람들도 절대 낫지 않는 證이라고 보며, 의사 역시 비싼 약만 많이 복용시켜 바로 죽게 만들고도 유감은 없게 했다고 말하고 있는가? 얼마나 이상한 일인가? 中風을 앓는 모든 사람들이 나을 수 있는 몸을 반드시 죽는 지경에 스스로 내던지지 않기를 간절히 바란다.

【原文】

張按: 類中風雖無風邪外襲, 必有虛風內鼓, 或兼痰火, 苟無脫象, 切不可純用溫補也.

【譯】

張柳吟의 按: 類中風은 외부에서 風邪가 侵襲하지 않았더라도 반드시 내부에서 虛風이 요동하거나 痰火를 겸하니 적어도 脫證이 보이지 않는다면 절대로 溫補하는 약만을 써서는 안 된다.

【疏】

唐宋 이전까지 '外風' 이론을 중심으로 발전된 中風의 病因學說은 金元代에 이르러 劉河間·朱丹溪·李東垣의 主火·主濕·主氣說에 의해 '內風' 이론으로 바뀌게 된다. 이 때문에 王履는 『醫經溯洄集』에서 '因于風者 眞中風也. 因于火與氣與濕 類中風也'라고 말했지만, 사실은 虞摶이 『醫學正傳』에서 지적한 대로 '古人論中風者言其證 三先生論中風者言其因'이 더욱 타당한 견해인 듯하다. 卒中이 中風이란 이름을 얻게 된 까닭은 발병이 빠르고 변화가 신속하며 병변이 다양하여 '善行而數變'하는 '風'의 특성과 유사했기 때문이다.

임상에서 CVA 환자들에게 溫補藥을 투여해야 할 경우는 많지 않지만, 程鐘齡이 『醫學心悟』에서 中風證을 中血脈·中腑·中臟 등으로 구분하고, 中臟을 다시 閉證과 脫證으로 분류했음에서 알 수 있듯이 틀림없이

溫補之劑를 사용해야 할 경우도 있다. '審證求因'에 의거한 정확한 用藥만이 正治의 捷徑일 것이다.

咳 嗽

【原文】

咳嗽由于風寒入肺, 肺爲嬌臟, 一味誤投, 卽能受害, 若用熟地・麥冬・茱肉・五味等滋膩酸斂之品補住外邪, 必至咯血・失音・喉癬・肛癰・喘急・寒熱, 近者半年, 遠者三年, 無有不死, 蓋其服此等藥之日, 卽其絶命之日也. 間有見機170)而停藥者, 或能多延歲月, 我見以千計, 故今之吐血而成癆者, 大半皆因咳嗽而誤服補藥所致也. 或云五味子乃仲景治嗽必用之藥, 不知古方之用五味, 必合乾薑, 一散一收, 以治寒嗽之證, 非治風火之嗽也, 況加以熟地・麥冬, 則受禍尤烈. 又嗽藥中多有桔梗, 桔梗升提, 甘桔湯中用之, 以載甘草上行, 治少陰之喉痛, 與治嗽宜淸降之法者非宜, 苟誤服之, 往往令人氣逆痰升, 不得着枕. 凡用藥當深知其性, 而屢試屢驗171), 方可對病施治, 無容冒昧172)也.

【譯】 咳嗽

咳嗽는 風寒의 邪氣가 肺에 침입해서 생기는데, 肺는 嬌臟이므로 한 가지 藥이라도 잘못 투여하면 피해를 입을 수 있다. 가령, 熟地黃・麥門冬・山茱萸・五味子 등 滋膩酸斂하는 약재는 補로 인해 邪氣를 머물게 해서 반드시 咯血・失音・喉癬・肛癰・喘急・寒熱 등이 생기게 되어 가까이는 半年, 멀게는 3年 안에 죽게 되는데, 대개 이런 약들을 먹은 日數가 바로 命이 끊어지는 日數가 된다. 혹은 좋지 않은 조짐을 보고 약을 중단하여 죽지 않고 생명을 연장하는 경우도 있다. 내가 여러 가지로 생각

170) 見機(견기): 형편을 살피다. 기회를 보다.
171) 屢試屢驗(누시누험): 여러 번 시험해 보아 효과를 경험한다.
172) 冒昧(모매): 주제넘다. 경솔하다. 분별이 없다. 외람되다. 당돌하다.

해 볼 때, 오늘날 吐血하면서 癆證이 된 사람들의 절반가량은 모두 咳嗽에 補藥을 잘못 복용했기 때문이다. 혹자는 "五味子는 仲景이 기침을 치료할 때 반드시 사용했던 藥이다"라고 말하지만, 이는 古方에서 五味子를 쓸 때는 반드시 乾薑을 합해서 한쪽으로는 散寒하고, 다른 한쪽으로는 收斂하면서 寒嗽의 證을 치료한 것이지 風火의 기침을 치료한 것이 아니란 사실을 모르기 때문이다. 특히, 여기에 熟地黃・麥門冬까지 가한다면 더욱 심한 피해를 입게 된다. 또한, 기침약 중에는 대부분 桔梗이 있는데, 桔梗은 升提하기 때문에 甘桔湯에 넣어 쓰면 甘草를 싣고 上行하여 少陰의 喉痛을 치료한다. 따라서 桔梗은 淸降의 法을 써야 하는 기침의 치료에는 적합하지 않으니, 이를 잘못 복용하면 환자는 氣逆痰升하게 되어 눕지도 못하는 상태가 될 수밖에 없다. 일반적으로 약을 쓸 때는 반드시 그 藥의 性을 깊게 알고 여러 번 효과를 경험한 후에야 비로소 病에 맞추어 치료에 사용할 수 있으니, 조금이라도 경솔하게 써서는 안 된다.

【原文】

張按: 亦有咳嗽屬于陰虛肺燥者, 誤投溫散, 劫其津液, 必成勞損, 卽此論之對面[173]也, 醫者臨證, 可不詳審其病情哉?

【譯】

張柳吟의 按: 陰虛肺燥에 속한 咳嗽의 경우도 있는데, 이때 溫散藥을 잘못 투여하면 그 津液을 빼앗아 반드시 勞損에 이르게 된다. 이는 위에서 論한 것과는 반대의 상황이다. 의사가 證에 임해 그 病情을 자세히 살피지 않으면 되겠는가?

---

173) 對面(대면): 반대 편. 맞은 편.

【疏】

陰陽表裏寒熱虛實, 즉 八綱은 辨證의 가장 필수적인 요소이다. 가령 風寒邪氣의 침입에 의한 咳嗽의 경우라면 당연히 辛溫한 약물로 치료해야 하지만, 肺燥로 인한 咳嗽의 경우라면 甘潤한 약물이 없어선 안 될 것이다. 이는 內傷咳嗽와 外感咳嗽의 차이를 이해해야 해결할 수 있는 문제이다. 外感과 內傷의 기침은 하나는 實證, 다른 하나는 虛證이므로 반드시 변별해서 치료해야 한다. 外感咳嗽는 반드시 우연히 風寒을 받아 생기는데, 寒熱, 氣急, 鼻塞聲重, 頭痛吐痰하고 邪氣가 가벼우면 脈이 和緩, 심하면 弦洪微數하다. 평소에 누적된 勞倦과 虛損證 등이 없이 갑자기 기침한다면 이것이 바로 外感證이다. 한편, 內傷咳嗽는 점차적으로 생기는데, 음주나 성교 또는 勞傷으로 인해 반드시 먼저 약간의 기침이 있다가 날로 심해진다. 그 證은 夜熱潮熱, 形容瘦減, 兩顴常赤, 氣短喉乾하고 脈은 반드시 가벼우면 微數, 심하면 細數弦緊하다. 이렇게 환자의 脈과 證을 참고로 살펴보면 각각의 증거를 찾을 수 있을 터인데, 어떻게 誤治를 하겠는가?

吐 血

【原文】

五十年前吐血者絶少, 今則年多一年, 其證本皆可愈, 而多不治者, 藥誤之也. 蓋血證因傷風咳嗽而起者十之七八, 因虛勞傷損而起者十之一二, 乃醫者概以熟地・人蔘・麥冬・五味等滋補酸斂之藥, 將風火痰瘀俱收拾肺管, 令其咳嗽不止, 元氣震動, 津液化痰, 不死何待! 凡風寒補住, 必成癆瘵, 無人不知, 今竟無一人知之矣. 蓋吐血而嗽者, 當淸肺降氣, 略進補陰之品; 其不嗽者, 內喉中之絡破, 故血從絡出, 幷不必服藥, 其甚者, 只取補絡之藥以塡損處, 自可除根, 卽不服藥, 亦能自愈, 歷試不爽[174]. 乃病者進以不服藥之說, 則雖或面從[175], 背後必非笑[176]隨地[177], 進以熟地・麥冬・人蔘・五味等藥, 則甘心就死, 前者死矣, 後者復然, 豈非命乎?

【譯】 吐血

50년 전에만 해도 吐血하는 사람이 극히 드물었는데 요즘은 매년 늘어난다. 吐血證은 본래 모두 나을 수 있지만, 치료하지 못하는 대부분의 이유는 약을 잘못 썼기 때문이다. 대개 血證이 傷風咳嗽로 인한 경우는 70~80%, 虛勞傷損으로 인한 경우는 10~20%에 불과한데, 의사가 일률적으로 熟地黃・人蔘・麥門冬・五味子 등의 滋補酸斂하는 藥을 써서 風・火・痰・瘀 모두가 肺管을 收拾해서 그 기침이 그치지 않고, 元氣가 搖

---

174) 不爽(불상): 어긋나지 않다. 틀림없다.
175) 面從(면종): 앞에서만 복종하다. 겉으로만 복종하는 체하다.
176) 非笑(비소): 조소하다. 비웃다.
177) 隨地(수지): 아무 데나. 아무렇게나. 어디서나.

動하여 津液이 痰으로 化하게 되니, 어떻게 죽지 않기를 바랄 수 있겠는가? 대개 補法으로 인해 風寒의 邪氣가 머물면 반드시 癆瘵가 된다는 사실을 모르는 사람이 없었을 텐데, 요즘은 결국 한 사람도 아는 사람이 없게 되었다. 吐血하면서 기침을 하면 淸肺降氣해야 하니 대략 補陰藥을 투여하면 된다. 한편, 기침하지 않으면서 吐血하면 목구멍 속의 絡脈이 터져서 血이 터진 絡脈을 따라 나오는 것이니 반드시 약을 쓸 필요는 없고, 심한 경우라도 補絡하는 藥 정도로 손상된 곳만 채우면 저절로 병의 뿌리를 제거할 수 있으니 더 이상 약을 복용하지 않아도 자연스럽게 낫는 것을 틀림없이 여러 번 경험하였다. 그런데도 환자는 약을 복용하지 말라고 하면 눈앞에서는 수긍하는 체하다가 뒤에서는 반드시 이를 비웃으며 아무렇게나 몸을 맡겨 熟地黃·麥門冬·人蔘·五味子 등의 藥을 주면 고마운 마음으로 죽음을 택한다. 앞선 사람은 죽고 이를 따르는 사람도 다시 그렇게 되는데 어떻게 運命이 아니겠는가?

【原文】

張按: 血之吐也, 證因匪一, 溫凉補瀉, 隨病而施, 豈可但補其虛而不究其病也?

【譯】

張柳吟의 按: 吐血하는 證과 原因은 한 가지가 아니므로 病證에 따라 溫凉補瀉를 시행해야 한다. 어떻게 무조건 그 虛만을 補하고 그 病을 살피지는 않는가?

【疏】

血이 動하는 원인은 火와 氣뿐이다. 따라서 火를 살필 때는 有火·無火를 살피고, 氣를 살필 때는 氣虛·氣實을 살핀다. 火가 旺盛해져 血을 핍박하여 妄行하면 반드시 火脈과 火證의 증거가 있으니 우선 黃芩·黃

連·知母·黃栢·玄蔘·梔子·童便·犀角·天花粉·生地黃·芍藥·龍膽草 등으로 淸火하는데, 火가 淸하면 血은 저절로 안정된다. 여기에 陽明火가 旺盛하면 石膏를 가하고, 三焦熱이 極하고 大便이 閉結不通하면 大黃을 반드시 가한다. 火가 旺盛하지 않고 氣逆이 없이 血動이 그치지 않으면 元陰의 손상으로 營氣가 지켜지지 못해 병이 根本에 생겼기 때문이다. 『靈樞·百病始生篇』의 '절제 없는 생활과 지나치게 힘을 쓰면 絡脈이 상하는데 陽絡이 손상되면 血이 외부로 넘쳐 衄血, 陰絡이 손상되면 血이 내부로 넘쳐 便血이 된다'란 말은 損傷失血의 根源을 가장 정확히 말해 준다. 따라서 損傷으로 火證이나 氣逆이 없이 出血이 그치지 않는다면 절대 함부로 寒凉한 약을 써서 生氣를 치거나 辛燥한 약으로 陽氣를 動해선 안 되니, 이 두 가지는 眞陰이 虧損한 상태에는 절대 적절치 못하다. 이를 치료할 때는 純甘至靜한 약물로 培養하여 損傷을 완전히 막으면 營氣는 저절로 편하고 고요해지므로 治血하지 않아도 자연스럽게 안정된다.

中 暑

【原文】

暑字之名義, 與寒字相反, 乃天行熱毒之病也. 其證脈微少氣, 煩渴燥熱, 甚則手足反冷. 若其人汗出不止, 用人蔘白虎湯178)主之. 如或身熱腹痛, 脹滿嘔吐, 瀉痢厥冷, 則名熱霍亂, 人蔘斷不可用, 當用香薷飮179)・藿香正氣散180)主之, 皆治暑之正法也. 若『傷寒論』中181), 又有寒霍亂一證, 此乃寒邪入陰, 用理中湯主之, 此治寒霍亂之法也, 與暑熱之霍亂, 絶不相干. 乃後之醫書, 于熱霍亂門中, 附入寒霍亂一方, 名大順散182), 用肉桂・乾薑, 卽理中湯之變法, 其方下亦注明治夏月傷冷飮之證, 其說甚明. 乃昏昧之人, 耳聞有此方, 竟以之治暑熱之霍亂以示奇異, 其死也宛轉183)呼號184), 唇焦目裂, 七竅見血, 熱歸于內, 則手足反冷而脈微欲絶, 所謂熱深厥亦深也. (手足冷謂之厥, 厥者逆也.) 乃病者・醫者不知此理, 以

178) 仲景白虎加人蔘湯: 此卽人蔘白虎湯. 亦名化斑湯. 治赤斑口燥煩躁 暑熱脈虛等證.. 石膏碎一斤 知母六兩 甘草二兩 糯米六合 加人蔘三兩.

179) 香薷飮: 治一切暑熱腹痛 或霍亂吐利煩心等證. 香薷一斤 厚朴製 白扁豆炒各半斤. 每服五錢 水一鍾半 煎八分 不拘時溫服.

180) 藿香正氣散: 治外感風寒 內停飮食 頭疼寒熱 或霍亂泄瀉 痞滿嘔逆 及四時不正之氣 瘧痢傷寒等證. 藿香 紫蘇 桔梗 白芷 大腹皮各一錢 白朮 半夏 陳皮 茯苓 厚朴 甘草各八分. 水二鍾 薑三片棗一枚 煎八分 熱服取汗.

181) 『傷寒論・辨霍亂病脈證幷治』의 '霍亂 頭痛發熱 身疼痛 熱多 欲飮水者 五苓散主之 寒多 不用水者 理中丸主之'에 나온다.

182) 大順散: 治冒暑伏熱 引飮過多 以致寒濕傷脾 陰陽氣逆 霍亂吐瀉 臟腑不調等證. 乾薑 肉桂 杏仁各四兩 甘草三兩. 右先將甘草微炒黃 次入乾薑同炒 令薑裂 又入杏仁同炒 令杏仁不作聲爲度 却同肉桂硏羅一處. 每用二三錢 以水一鍾 煎數滾 溫服.

183) 宛轉(완전): 轉轉하다. 누워서 이리저리 몸을 뒤척이다.

184) 呼號(호호): 큰소리로 울부짖다. 통곡하다. (곤경에 처해) 애원하다. 큰소리로 주장하다.

爲服熱藥而更冷, 其爲陰證無疑, 故目睹[185]其慘死而無所悔, 以後復治他人, 熱藥更加重矣, 與治暑熱痢者之用四逆湯, 其害正同, 擧世盡以爲必當如此, 雖言不信也.

【譯】 中暑

'暑'란 글자의 뜻은 '寒'과는 상반되니 中暑란 바로 天行熱毒의 병이다. 그 證은 脈微少氣, 煩渴燥熱하고, 심하면 手足이 오히려 冷하다. 환자가 계속해서 땀을 흘린다면 人蔘白虎湯으로 主治한다. 혹 身熱腹痛, 脹滿嘔吐, 瀉痢厥冷하면 '熱霍亂'이라 하는데, 절대 人蔘을 사용해선 안 되고 香薷飮, 藿香正氣散으로 主治해야 한다. 이는 모두 治暑의 正法이다. 한편, 『傷寒論』 중에는 '寒霍亂'이란 證도 있는데, 이는 寒邪가 陰分에 들어간 상태이니 理中湯으로 主治한다. 물론 이 '寒霍亂'의 治法은 절대로 暑熱의 霍亂과 뒤섞여선 안 된다. 후세의 醫書에는 「熱霍亂門」 속에 寒霍亂 처방 하나를 첨부해서 '大順散'이라 했는데, 이는 肉桂・乾薑을 쓰는 理中湯의 變法이다. 그 처방 아래에는 분명히 '여름철에 찬물을 마셔 손상된 證을 치료한다'는 注가 적혀 있다. 하지만 어리석은 사람들은 이런 처방이 있다는 말만 듣고 奇異함을 보이려고 暑熱의 霍亂을 치료하니 환자는 죽을 지경이 되어 몸을 뒤척이고 큰소리로 괴로워하며, 입술이 타고 눈이 터지며, 七竅로 出血이 생기게 된다. 한편, 熱이 내부로 들어가면 손발은 오히려 차지면서 脈은 끊어질 듯이 미약하게 되는데, 이른바 '熱이 깊으면 厥 역시 깊어진다'는 말이다(손발이 찬 것을 '厥'이라 하니, '厥'이란 '逆'이다). 하지만 환자와 의사 모두 이런 이치를 모르고 熱藥을 복용해도 더욱 차지는 것을 보고는 陰證이 틀림없다고 믿으니 환자의 비참한 죽음을 눈으로 보고도 후회할 줄 모르고, 이후 다른 사람을 다시 치료할 때는 熱藥을 더욱 많이 가중한다. 이렇게 하면 暑熱痢의 치료에 四逆湯을

185) 睹(도): 보다. 가리다. 분별하다.

쓰는 것과 마찬가지의 피해를 입는다. 세상 사람들이 모두 이렇게 하는 것이 당연하다고 하니 내가 이처럼 말해도 믿지 않는다.

【原文】

雄按: 南海 何西池『醫碥[186)]』云: 丹溪謂暑月炎暑盛行, 人身內外皆熱, 其說甚的. 乃張景岳謂暑月伏陰, 人身外熱內寒; 冬月伏陽, 人身外寒內熱, 以夏至陰生, 地上熱而井水寒, 冬至陽生, 地上寒而井水溫爲證. 其說似是而非, 乃知有天時而不知有地理者也. 人身之氣, 與天地通, 固從天時而變, 亦隨地勢而移, 卽有東西南北之殊, 豈無上下高深之別? 人之身, 固在地上也, 非在地中也. 設夏時而身處井中, 則不特[187)]內寒, 卽外亦寒矣, 尙得如其說謂外熱內寒也? 然則置身地上, 不特外熱, 卽內亦熱, 自可反視而見矣. 試觀浮瓜沈李[188)], 咽水飮氷, 未嘗畏冷, 其情可見, 冬月能如是乎? 或曰暑月汗多則亡陽, 陽亡則陰生于內, 謂之伏陰非乎? 曰: 暑月汗多, 是人皆然, 豈皆亡陽也? 不過虛其津液耳. 津液虛卽陰虛, 陰虛則陽愈熾, 觀小便之短赤可知, 不滋金水而補火土, 吾見其惑也. 曰: 古人于暑證多用熱藥何也? 曰: 此因證轉虛寒乃然, 不可一槪混施也. (雄按: 淸凉太過以轉虛寒者有之, 或本非暑證而誤用淸凉, 或因避暑而貪凉飮冷過度, 反病寒證, 或其人素稟陰臟而患沈寒錮冷之疾, 皆宜投以熱劑, 第不可錯認[189)]面目[190)], 謂爲治暑也.) 然則暑月陽氣外泄, 冬月陽氣內藏

186) 醫碥(의편): 1751년에 淸代의 何夢瑤가 편찬, 간행한 책이다. '碥'이란 말을 타거나 수레에 오를 때 딛는 디딤돌인데, 碥石을 의술을 배우는 디딤돌에 비유하여 命名했다. 주로 張仲景, 劉河間, 朱丹溪 등의 諸家學說을 종합해서 논하였는데, 病證 分析에 대한 설명이 뛰어나고 개인의 견해가 많은 기초와 임상을 결합한 醫學入門書이다.

187) 不特(불특): '不但'의 의미로 '~할 뿐만 아니라'로 해석된다.

188) 浮瓜沈李(부과침리): 오얏이나 참외를 찬물에 담가 차게 하다. 여름에 신경을 써서 시원한 것을 구하다.

189) 錯認(착인): 잘못 알다. 오인하다.

190) 面目(면목): 참된 본래의 형체. 정체.

亦非歟? 曰: 陽外泄則汗出而內涸, 故淸潤之品爲宜, (雄按: 仲景謂奪液爲無陽, 正是此義, 治當救液, 喩氏論之詳矣.) 氣內斂則化水而陰充, 故溫熱之劑可任, 觀暑月渴而小便短赤, 冬不渴而小便淸長, 則陽外泄之內非冷, 陽內藏之中非熱, 更可見矣. (雄按: 洄溪嘗云, 如有暑邪, 薑斷不可用, 雖與芩連幷行, 亦不可也, 況附桂乎?)

【譯】

王士雄의 按: 南海의 何西池는 『醫碥』에서 "丹溪는 '여름철 무더위가 성행할 때 사람 몸의 內外는 모두 熱하다'고 말했는데, 이는 매우 정확한 말이다. 한편, 景岳은 '여름철에는 伏陰이 있어 사람의 몸이 外熱內寒하고 겨울철에는 伏陽이 있어 外寒內熱하다'고 말하며 夏至에는 陰이 生하여 地上은 熱하고 우물물이 차고, 冬至에는 陽이 生하여 地上은 寒하고 우물물이 따뜻하다는 것을 증거로 삼았다. 이 說은 그럴듯하지만 틀린 말이니, 天時는 알았지만 地理를 몰랐기 때문이다. 人身의 氣는 天地와 통하므로 진실로 天時를 따라서 변하고 역시 地勢를 따라서도 옮겨가니, 즉 東西南北의 차이가 있는데 어떻게 上下高深의 구별이 없겠는가? 사람의 몸은 땅 위에 있지 땅 속에 있는 것이 아니다. 가령 여름철에 몸을 우물물에 넣는다면 속이 차가울 뿐만 아니라 겉 역시 차가운데 어떻게 外熱內寒하다고 할 수 있는가? 따라서 몸을 地上에 두면 겉이 뜨거울 뿐만 아니라 속 역시 뜨거워진다는 사실은 스스로 생각해 보면 알 수 있는 일이다. 여름철에는 오얏이나 참외를 찬물에 담갔다가 먹고 찬물을 마시는 등 시원한 것을 싫어하지 않는 것을 보면 그 마음을 알 수 있는데 겨울철에도 이렇게 할 수 있겠는가? 혹자는 '여름철에 땀을 많이 흘리면 亡陽이 되는데, 陽이 亡하여 내부에 陰이 生하는 것을 伏陰이라고 말하는 게 아닌가?'라고 묻는데, 이에 대답한다. 여름철에는 모든 사람들이 땀을 많이 흘리는데, 어떻게 전부 亡陽이 되겠는가? 단지 그 津液이 虛한 것에 불과하다. 津液이 虛하면 陰虛이고, 陰虛하면 陽은 더욱 타오르니, 小便의 量이 적고 色이

붉어지는 것을 보면 알 수 있다. 이런데도 金水를 滋養하지 않고 火土를 補한다면 나는 의심할 수밖에 없다. 또한, '古人들이 暑證에 熱藥을 많이 쓴 이유는 무엇인가?'라고 묻는데, 이에 대답한다. 이는 證이 虛寒의 證으로 바뀌어 그렇게 한 것이니 절대 일률적으로 뒤섞어 치료해선 안 된다(王士雄의 按: 지나친 淸凉으로 虛寒으로 바뀐 경우, 본래 暑證이 아닌데 淸凉한 藥을 잘못 사용한 경우, 더위를 피하려고 서늘하고 시원한 것을 지나치게 찾고 마셔서 병이 오히려 寒證이 된 경우, 원래 타고난 陰臟의 체질로 沈寒錮冷한 질환을 앓는 경우는 모두 熱劑를 투여해야 하는데, 이런데도 병의 본래 모습을 잘못 인식해서 '治暑'라 말해선 안 된다). '그렇다면 여름철에는 陽氣가 밖으로 새어 나가고 겨울철에는 陽氣가 내부에 저장된다는 것 역시 틀리단 말인가?'라고 물으면 이에 대답한다. 陽氣가 밖으로 새어 나가면 땀이 흐르면서 안으로 津液이 메마르게 되니 淸潤한 약물이 적합하고(王士雄의 按: 仲景의 '津液을 빼앗기면 陽이 없게 된다'란 말이 바로 이 의미이다. 치료는 津液을 救해야 하니 喩氏가 이를 자세히 설명하였다), 陽氣가 내부에서 수렴되면 水를 化해서 陰이 채워지니 溫熱한 처방을 쓸 수 있다. 여름철에는 갈증이 나면서 소변량이 줄고 붉어지며, 겨울철에는 갈증이 없고 소변이 맑고 긴 것을 보면 陽氣가 밖으로 새어 나가도 속은 차지 않고 陽氣가 내부에 저장되어도 속은 熱하지 않음을 알 수 있다"고 말한다(王士雄의 按: 徐大椿은 일찍이 "暑邪가 있으면 절대로 乾薑을 사용해서는 안 되니 黃芩·黃連과 함께 쓰더라도 안 된다"라고 말했는데, 하물며 附子·肉桂는 어떻겠는가?).

【原文】

又按: 德淸 徐悔堂『聽雨軒雜紀』云: 乾隆壬申[191], 余同里[192]馮在田館[193]于楓橋[194]蔡輔宜所, 夏月轉宜自外歸, 一蹶[195]不起, 氣息[196]奄

---

191) 乾隆壬申(건륭임신): 1752년을 말한다.
192) 同里(동리): 同鄕, 즉 같은 고향 사람을 말한다.

然[197], 因以重金[198]急延薛生白[199]治之. 薛至則轉宜口目悉閉, 六脈皆沈, 少妾[200]泣于旁, 親朋[201]議後事[202]. 診畢, 曰虛厥也, 不必書方, 且以獨蔘湯灌之, 遽拱手[203]上與而別. 衆相顧莫敢決, 蔘不可用, 衆以二論相反, 又相顧莫敢決. 在田曰: 余雖不諳[204]醫理, 然聞服蔘不效, 則病爲蔘錮, 他藥不可挽矣, 蓋再延一醫以決之? 有符姓者, 常熟[205]人, 設醫肆[206]于楓橋, 因邀[207]之入視. 符曰: 系中暑也, 當服淸散之劑, 蔘不可用, 衆以二論相反, 又相顧莫敢決. 在田曰: 吾聞六一散[208]能祛暑邪, 蓋先試之? 皆以爲然. 卽以葦管[209]灌之, 果漸蘇, 符又投以解暑之劑, 病卽霍然[210]. 夫薛氏, 昭代[211]之良醫也. 望見少妾之泣, 誤以中暑爲虛脫,

---

193) 館(관): 묵다.
194) 楓橋(풍교): 중국 江蘇省 蘇州市 서쪽 교외 한산사 부근의 다리이다.
195) 蹶(궐): 넘어지다. 쓰러지다.
196) 氣息(기식): 호흡. 숨. 숨결.
197) 奄然(엄연): 숨결이 미약한 모양.
198) 重金(중금): 거금. 큰돈.
199) 薛生白(설생백): 淸代의 유명한 醫家로 이름은 雪, 號는 一瓢이고 江蘇省 蘇州人이다. 의술에 정통하여 葉天士와 함께 이름을 떨쳤는데 서로 비평하였다. 薛雪은 溫熱病에 능통했는데 의원으로 이름을 드높이는 것은 필요하지 않다고 여겨 저술이 적었다. 일반적으로 『溫熱條辨』이 그의 저작으로 여겨지는데, 王孟英 같은 醫家들은 단정하기 어렵다고 하였다.
200) 少妾(소첩): 첩.
201) 親朋(친붕): 친척과 친구.
202) 後事(후사): 죽은 뒤의 일.
203) 拱手(공수): 가슴 높이에서 두 손을 맞잡고 인사하다.
204) 諳(암): 알다. 깨달아 알다. 익히다. 외다.
205) 常熟(창서우): 중국 江蘇省 楊子江 유역 내륙 항구 도시.
206) 肆(사): 점포. 가게.
207) 邀(요): 초대하다. 초청하다.
208) 六一散: 益元散, 天水散이라고도 한다. 中暑에서 생기는 身熱煩渴 小水不利를 치료한다. 劉河間은 "治痢之聖藥 分利陰陽 去濕熱 其功大矣"라고 말했다. 처방 구성은 滑石飛六兩 粉甘草一兩으로 곱게 가루 내어 2~3돈씩 新汲水로 복용한다.
209) 葦管(위관): 갈대의 관.
210) 霍然(곽연): (질병 따위가) 신속히 깨끗하게 낫는 모양.
211) 昭代(소대): 잘 다스려진 시대. 여기서는 당시의 청나라 시대를 말한다.

幾[212)]傷其生. 古云智人千慮 必有一失[213)], 此類是也. 臨證者其可恃[214)]聰明而不加細審哉? 紀文達[215)]公云: 盧霽 漁編修患寒疾, 誤延讀『景岳全書』者投人蔘立卒, 是不但暑病當愼也.

【譯】

又按: 德淸 徐悔堂의『聽雨軒雜紀』에서 "1752년, 나와 같은 고향 사람인 馮在田이 楓橋 蔡輔宜의 집에 묵고 있었을 때 일이다. 어느 여름날 외출했다 돌아온 輔宜가 쓰러져 일어나지 못하면서 숨결이 미약해져 급히 많은 돈을 주고 薛生白에게 치료를 부탁했다. 薛生白이 도착했을 때 輔宜는 입과 눈이 모두 감기고 六脈은 전부 沈한 상태였고, 곁에서는 첩이 울고 있었으며, 친척과 친구들은 그가 죽은 후의 일을 논의하고 있었다. 그는 진찰을 마치고 '虛厥이니 책에 적힌 처방은 필요하지 않고 獨蔘湯을 입에 흘려 넣어라'고 말하고는 황급히 인사를 하고 자리를 떴다. 모인 사람들이 상의를 했지만 선뜻 결정하지 못했는데, 人蔘을 써선 안 된다는 점에 대해 두 가지 주장이 상반되어 더욱 결정을 내리지 못하였다. 在田은 '내가 의학에 대해 알지는 못하지만 人蔘을 복용해도 효과가 없으면 人蔘 때문에 고질병이 되어 다른 약으로는 만회할 수 없다고 들었으니 다시 의사를 불

---

212) 幾(기): 거의. 하마터면.

213) 智人千慮 必有一失: 줄인 말로 '千慮一失'이라 한다. 지혜로운 사람이라도 천 번의 생각 중에 반드시 한 번쯤은 실수가 있다는 뜻이다.

214) 恃(시): 믿다. 의지하다.

215) 紀文達(기문달): 1724~1805년. 淸 중기의 학자로 字는 曉嵐·春帆, 號는 石雲. 詩號는 文達이다. 허베이성(河北省) 즈리(直隸) 獻縣의 명문 집안에서 태어나 1754년 진사시험에 합격했다. 1768년 죄를 진 인척에게 사전에 정보를 알렸다는 이유로 우루무치로 좌천되어 2년 만에 돌아오는 수난을 겪었다. 1773년 약 10년 동안 四庫全書 總纂官으로 임명되어 편집사업을 총지도했다. 특히, 200권의 解題『四庫全書總目提要』편찬사업에서 각 분야 전문학자들의 집필을 모두 직접 보완·교정하여 완성시켰다. 그동안 직위는 禮部尙書와 協弁大學士까지 올랐다.『四庫全書』편찬에 모든 정력을 다 쏟았기 때문에 학술 저서는 많지 않다.『聊齋志異』의 유행을 개탄하여 지은『閱微草堂筆記』는 청대 수필의 대표작이며, 시문집으로『紀文達公遺集』이 있다.

러 결정하는 것이 어떤가?'라고 말했다. 이에 常熟 사람으로 楓橋에서 작은 의원을 개업하고 있는 符氏 姓을 가진 사람에게 진료를 부탁해서 보게 되었다. 符氏가 '中暑와 관련된 병이니 淸散하는 처방을 복용해야지 人蔘을 써서는 안 된다'고 말하니, 모인 사람들이 다시 상반된 두 가지를 의논했지만 역시 선뜻 결정하질 못했다. 在田이 '내가 듣기에 六一散이 暑邪를 없앨 수 있다고 하던데 우선 이를 써 보는 것이 어떤가?'라고 말하자, 다들 그렇게 하자고 하였다. 이렇게 되어 즉시 갈대관으로 六一散을 흘려 넣었는데, 점차 환자는 깨어났고 符氏가 다시 解暑하는 처방을 투여하자 病이 신속하고 깨끗이 나았다. 薛氏는 당대의 훌륭한 의사였지만 곁에서 환자의 첩이 우는 것을 보고 '中暑'를 '虛脫'로 잘못 보아 하마터면 환자의 생명을 손상할 뻔하였다. 예로부터 '지혜로운 사람이라도 천 번의 생각 중 반드시 한 번의 실수는 있다'는 말이 바로 이런 경우였다. 진찰할 때 자신의 총명함만 믿고 세심히 살피지 않았기 때문이지 않은가? 紀文達公은 '盧霽 漁編修가 寒疾을 앓았는데 『景岳全書』를 공부한 사람을 잘못 불러 人蔘을 투여해서 바로 죽었다'고 말했으니, 이처럼 단지 暑病에만 삼가야 할 일은 아니다"라고 말한다.

【疏】

暑病은 더위로 인해 찬 것을 찾아 생긴 병과 더위 자체의 邪氣에 손상을 받은 병이 있다. 전자의 경우는 溫散이나 溫中이 필요할 것이고, 후자의 경우라면 당연히 淸凉한 약을 써야 한다. 같은 暑病, 즉 여름철에 생긴 병이라고 하더라도 환자의 脈과 證을 살펴보면 獨蔘湯을 써야 할 경우와 六一散을 써야 할 경우가 있을 터이니, 여기에 대해서는 절대 한 가지 治法만을 고집할 수 없고, 이를 고집해서도 안 된다.

痢 疾

【原文】

痢有數種, 誤治則生死立[216]判. 凡脾氣不實, 飮食不化, 晝夜無度, 無紅白積者, 此爲脾瀉, 其方不一, 當隨證施治. 若傷寒傳入陰經, 下利淸穀, 脈微厥冷, 此爲純陰之危證, 非蔘・附・薑・乾薑不治, 患此者絶少. 若夫夏秋之月, 暑邪入腑, 膿血無度, 此名滯下[217], 全屬暑熱之毒, 蒸腸爛胃, 與陰寒之劑, 判若水火[218], 仲景以黃芩湯[219]爲主, 而因證加減, 此千古不易之法. 今乃以暑毒熱痢, 俱用附・桂・薑・茸, 始則目赤舌焦, 號痛欲絶, 其色或變如豆汁, 或如敗肝, 熱深厥深, 手足逆冷, 不知其爲熱厥, 反信爲眞寒, 益加薑附, 以至胃爛腸裂, 哀號宛轉, 如受炮烙之刑[220]而死, 我見甚多, 惟有對之流涕, 更有用六味湯及蔘・芪等補藥者, 于久痢虛乏之人, 或有倖中, 若邪氣未淸, 非成錮疾, 卽致不救. 蓋治痢之方甚多, 博考古書, 自能究其變化, 何得以不入痢證之藥, 每投必誤也.

【譯】 痢疾

痢疾에는 몇 가지 종류가 있는데, 誤治하면 生死가 바로 판가름 난다. 일반적으로 脾氣가 實하지 않아 음식이 化하지 않고 밤낮으로 수도 없이 하

216) 立(립): 곧. 즉각. 즉시.

217) 滯下(체하): 痢疾의 古稱으로 설사에 끈끈한 피고름이 묻어 나오고 변이 잘 나오지 않기 때문에 붙여진 이름이다.

218) 水火(수화): 물과 불처럼 성질이 완전히 상반된 것.

219) 黃芩湯: 『傷寒論・辨太陽病脈證并治』에 '太陽與少陽 合病 自下利者 與黃芩湯 若嘔者 黃芩加半夏生薑湯主之'가 나온다. 처방은 黃芩三兩 芍藥 炙甘草各二兩 大棗十二枚. 右四味 以水一斗 煮取三升 去滓 溫服一升 日再服 夜一服이다.

220) 炮烙之刑(포락지형): 고대 형벌의 하나로 아래에 숯불을 놓고 기름을 바른 구리기둥 위를 걷게 하여 미끄러져 떨어뜨려 불에 타 죽게 하는 형벌이다.

는 설사로 붉거나 흰 덩어리가 없는 경우는 '脾瀉'인데, 처방은 한 가지가 아니므로 證에 따라 치료해야 한다. 가령 傷寒病에서 陰經으로 傳入해서 下利淸穀, 脈微, 厥冷하면 純陰의 위급한 證이니 人蔘・附子・乾薑이 아니면 치료할 수 없는데, 이런 경우는 극히 드물다. 여름과 가을철에 暑邪가 腑로 들어가 수도 없이 膿血을 쏟는 설사는 '滯下'라 하는데, 오로지 暑熱의 毒이 腸胃를 薰爛한 상태이므로 陰性의 찬 처방을 투여해야 한다. 이는 앞의 경우와는 물과 불처럼 서로 뒤섞일 수 없는 상반된 상태로 仲景은 黃芩湯을 위주로 證에 따라 가감했으니, 이는 실로 千古不易의 法이다. 요즘에는 暑毒으로 인한 熱痢에도 전부 附子・肉桂・乾薑・鹿茸을 쓰는데, 처음에는 눈이 붉어지고 혀가 타며 아프다고 끊어질 듯 소리를 지르고 대변의 색은 콩 즙이나 썩은 肝 같다가 熱이 깊어지면 厥證도 깊어져서 손발이 차진다. 그래도 이것이 '熱厥'임을 알지 못하고 오히려 '眞寒'이라고 믿고서 더욱 乾薑・附子를 가하니 胃를 태워 문드러지게 하고 腸을 터지게 만들어 몸을 뒤척이며 슬프게 울부짖으니 마치 炮烙의 형벌을 받아 죽는 것과 같다. 내가 이런 경우를 매우 많이 보았지만 다만 이를 보고 눈물을 흘릴 뿐이었다. 한편, 六味地黃湯 및 人蔘・黃芪 등 補藥을 쓰는 경우도 있는데, 오래된 痢疾로 虛乏한 사람에게는 운좋게 효과가 있을지 몰라도 邪氣가 아직 제거되지 않은 경우라면 고질이 되거나 不治의 상태에 이르게 된다. 대개 痢疾의 치료처방은 매우 많아서 古書를 두루 살피면 저절로 그 變化를 알 수 있는데, 어떻게 매번 痢證에 넣어선 안 되는 藥을 투여하여 잘못되게 만드는가?

【原文】

張按: 瀉利多寒, 亦有熱證, 滯下屬暑, 間有虛證, 浪投溫補, 傷人必多.

【譯】

張柳吟의 按: 瀉利는 대부분 寒證이지만 熱證이 있을 수도 있고, 滯下는

暑證에 속하며 간혹 虛證이 있다. 따라서 함부로 溫補藥을 투여하면 반드시 많은 사람을 상하게 만든다.

【疏】

痢疾은 시겔라(Shigella)라고 불리는 이질균이 장에 급성 염증을 일으켜서 생기는 설사병에 해당한다. 감염경로는 주로 환자의 대변인데, 오염된 물이나 음식을 먹음으로써 생기며, 위생시설이 좋지 않고 사람이 많이 모여 있는 곳에서 잘 발생한다. 이질균에 감염되면 처음에는 열과 함께 심한 물설사와 복통이 나타나고, 시간이 경과함에 따라 점액이 섞인 혈변이 나타나며, 설사와 구토가 지속되면 탈수가 일어난다. 세균성 이질은 대개 1주일 이내에 회복되지만, 간혹 증상이 호전과 악화를 반복하면서 2~3주일 동안 지속되는 경우도 있다. 건강한 성인은 이질균에 감염이 되더라도 증상이 없거나 가볍게 지나가는 경우가 많지만, 소아나 노인 혹은 건강상태가 좋지 않은 사람은 심하게 앓거나 드물게 사망하는 경우도 있고, 특히 영양상태가 나쁜 사람은 패혈증·라이터 증후군·용혈성 요독 증후군 등의 심각한 합병증이 생길 수도 있다.

본 痢疾 篇에서도 이러한 세균성 이질의 관점에서 일반적으로 病證이 寒證보다는 熱證의 양상이 많이 나타나고, 치료에 있어서도 熱性 藥物보다는 寒性 藥物을 써서 清熱하면서 탈수의 양상을 보아서 滋陰을 겸해 치료하는 것이 타당하다는 주장을 하고 있다.

陰 證

【原文】

六淫之邪, 不但暑燥火固屬乎熱, 卽風寒濕亦變爲熱. 『經』云[221] : 熱病者, 皆傷寒之類也. 又云: 人之傷于寒也, 則爲病熱. 故外感, 總以散熱爲治, 惟直中陰經之傷寒, 必現脈緊便靑, 畏寒倦臥, 不喜飮, 舌無胎, 種種[222] 寒象, 當用溫散, 此千不得一者也. 何近日之醫 擧天下寒熱雜感病勢稍重者, 皆指爲陰證, 卽用蔘·附·薑·桂 服後而熱更甚, 幷不疑爲熱藥之故, 卽用熟地·麥冬等以爲補陰配陽之法, 竟忘其爲外感矣. 要知陰證無發熱之理, 間有寒極似陽而外現熱證者, 其內證必現種種寒象, 然亦當驅散其寒, 如麻黃附子細辛湯[223]之類, 亦幷無補寒之法也. 乃以溫熱之邪, 硬派作陰證, 而全用溫補, 眞千古之奇聞也. 又有以夢泄房勞之後, 而得外感者爲陰證, 更屬笑談. 夫邪果入陰經, 卽無房勞等事, 亦屬陰證; 如邪不入陰經, 則自有本證治法, 與陰何干? 若云外邪乘虛入腎, 則尤當急驅腎中之邪, 豈可留邪爍腎? 又有用熱藥之後, 其熱勢益增, 忽轉而改用大寒, 乃是以藥試病矣. 要知一病有一病之方, 豈無對病和平之藥, 乃始投之火, 卽轉而投之水, 何也? 然其死也, 病家不咎[224]熱藥之誤, 而咎寒藥之誤, 何也? 蓋人之死也必漸冷, 服熱藥而反冷, 則信以爲非藥之故; 若服寒藥而冷, 則明明以藥使之冷矣. 故熱藥之殺人不覺, 而寒藥之殺人顯然, 所以醫者寧可用補用熱, 雖死而猶可免咎也.

---

221) 『素問·熱論篇』에 나온다.

222) 種種(종종): 갖가지. 여러 가지. 각종.

223) 麻黃附子細辛湯: 少陰病 始得之 反發熱脈沉者 爲邪在經 可與麻黃附子細辛湯發汗. 麻黃 細辛各二兩 附子炮一枚.

224) 咎(구): 허물. 과실. 죄. 책망하다.

【譯】 陰證

六淫의 邪氣 중에 暑·燥·火만 熱에 속하는 것이 아니라, 風·寒·濕도 變하여 熱이 될 수 있다. 『內經』에서는 '熱病은 모두 傷寒의 類이다' '사람이 寒邪에 손상되면 發熱한다'고 말하니, 결국 外感은 熱을 發散하는 것이 그 치료법이다. 특히, 陰經에 直中한 傷寒으로 반드시 脈緊·便靑·畏寒·倦臥하고 飮水를 좋아하지 않으며 舌苔가 없는 등 여러 가지 寒象이 보이는 경우라면 溫散의 치료법을 써야 하지만, 이런 경우는 거의 없다. 그런데 왜 요즘의 의사들은 寒熱이 뒤섞여 感觸된 모든 병의 病勢가 조금이라도 심하면 모두 陰證이라 하면서 人蔘·附子·乾薑·桂枝 등을 처방하는가? 이를 복용한 후 熱證이 더 심해지면 熱性 약물 때문이란 의심은 전혀 하지 않고 오히려 熟地黃·麥門冬을 처방하여 補陽에 補陰을 배합하는 治法이라고 하면서 결국 이 병이 外感이란 사실을 망각한다. 陰證에는 發熱이 나타날 이유가 없고, 간혹 寒이 極하면 陽과 비슷해져 외부로 熱證이 나타나는 경우가 있기는 해도 내부에는 여러 가지 寒象이 반드시 나타나니, 이 역시 麻黃附子細辛湯 등으로 寒邪를 몰아내야지 절대 寒邪를 補하는 治法은 없다는 것을 알아야 한다. 이런 溫熱의 邪를 억지로 陰證이라고 보아서 전적으로 溫補하는 치료법을 쓰고 있으니 예로부터 이보다 더 기이한 이야기를 들어 본 적이 없다. 또한, 夢泄과 房勞 후에 생긴 外感을 陰證이라고 하는 경우가 있는데, 이는 더욱 웃기는 말이다. 邪氣가 분명히 陰經에 침입했다면 房勞 등이 없어도 陰證에 속하지만, 邪氣가 陰經에 침입하지 않았다면 저절로 그 證에 적합한 治法이 있는 것이지 陰證과 무슨 관련이 있겠는가? 外邪가 허약한 틈을 타고 腎에 침입하면 더욱 급히 腎中의 邪氣를 몰아내야지 어떻게 邪氣를 머물게 해서 腎을 태울 수 있겠는가? 한편, 熱藥을 사용한 후에 熱의 세력이 더욱 증가하면 갑자기 大寒한 藥으로 바꾸는 경우도 있는데, 이는 藥으로 病을 시험하는 것에 불과하다. 하나의 병에는 반드시 그 병에 맞는 한 가지 처방이 있다는 것을 알아야 하니, 병에 맞는 和平한 藥은 사용하지 않고 처음에는 溫熱한 불을 투여하다가 이를 바꿔서 大寒한 물을 투여하는 이유는 무엇인가? 그렇게 치료하다가 죽어도 환자 집안사람들은 熱藥을 잘못 썼기 때문으로 보지 않고 寒藥을 잘못 쓴 것만 탓하는데, 이 또한 무슨 까닭인가? 대개 사람이 죽을 때면 체온이 점차 내려가 차지는데 이때 熱藥을 복용해도 계속 차지면 약 때문에 그런 것이 아니라고 믿지만, 寒藥을 복용한 후에 몸이 차지면 분명히 약 때문에 몸이 차졌다고 믿는다. 이렇게 熱藥이 사람을 죽게 하는 것은 잘 깨닫지 못하지만, 寒藥의 복용으로 사람을 죽게 하는 것은 분명해 보이므로 의사들은 환자가 죽더라도 차라리 補藥과 熱藥을 써야 책임을 면할 수 있게 되었다.

【原文】

雄按: 何報之[225]云 凡病非寒則熱, 非實則虛, 第五志過動, 卽能生火, 外感之邪, 悉皆化火, 是寒熱虛實, 無不有火. 然則病多屬火, 河間・丹溪之言, 豈不信哉? 而張景岳輩不達其旨, 竭力[226]詆讕[227], 幷滯下・消渴・呑酸・蟲痞等證, 明明屬熱者, 亦槪目之爲非火, 且反謂之爲寒, 眞菽麥[228]不辨者矣. 或云上世[229]人所稟厚實, 可任[230]寒冷, 晩[231]近人所稟薄弱, 止宜溫補, 謬也. 丹溪去景岳不過二百餘年, 如果稟賦强弱, 相懸如是, 將數千百年之後, 人皆變爲陰鬼乎? 一笑. 又葉氏『景岳發揮』云 今醫每言 龍雷之火[232], 得太陽一照, 火自消靡. 此言甚悖[233]. 龍雷之

---

225) 何報之(하보지): 淸代 관리이자 문인이면서 醫家로 이름은 夢瑤, 廣東省 南海人이다. 앞의 註 114번을 참고한다.
226) 竭力(갈력): 전력을 다하다.
227) 詆讕(저란): 헐뜯다. 중상하다. 비방하다. 욕하다. 꾸짖다.
228) 菽麥(숙맥): 콩과 보리처럼 쉽게 구별되는 물건을 비유하여 말한다.
229) 上世(상세): 윗대. 조상. 선조. 상고시대. 아주 오랜 옛날.
230) 任(임): 견디다. 감내하다. 이겨내다. 받아들이다.
231) 晩(만): 시간상의 끝. 세대나 순차가 늦은. 선배에 대해 후배가 자칭할 때 쓰는 말.
232) 龍雷之火(용뇌지화): 腎火 또는 命門의 火. 벼락 칠 때 나타나는 불빛.
233) 悖(패): 상충하다. 모순되다. 도리에 어긋나다.

起, 正當[234]天令炎熱盛暑酷烈[235]之時, 未見天寒地凍凜冽[236]祁[237]寒而龍雷作者, 則知仍因陽亢, 而非熱藥所能治矣. 蓋陽爲火, 陰爲水, 水衰陽無所附而浮于上者, 宜滋補眞陰, 則孤陽下附. 若可用熱藥者, 乃仲景所謂戴陽[238]·格陽[239]二證, 是內眞寒而外假熱, 陰極似陽, 仍是寒證, 故用熱藥, 此處務要講究明白. 魏玉橫曰: 內眞寒而外假熱, 諸家嘗論之; 至內眞熱而外假寒, 論及者罕矣. 『醫碥』又云: 桂·附引火歸原[240], 此爲下寒上熱者言之. 若水涸[241]火炎之證, 上下皆熱, 不知用此引火, 引歸何處? 今日醫者動用桂·附, 輒云引火歸元, 殺人如麻[242], 可歎也. 雄謂: 更有熱壅于上, 氣不下行而兩足如氷, 面赤煩渴, 儼似[243]下寒上熱之戴陽·格陽者, 皆不可謂爲陰證, 而用熱藥使其澌冷, 以圖殺人不覺之巧也.

【譯】

王士雄의 按: 何報之는 "일반적으로 병은 寒證이 아니면 熱證, 實證이 아니면 虛證이다. 한편, 五志가 지나치게 動하면 火를 生할 수 있고, 外感의 邪氣도 전부 火로 化할 수 있으므로 寒熱虛實의 證에는 모두 火가 있다. 그렇다면 火에 속한 병이 많을 텐데, 그런데도 왜 河間과 丹溪의 말을 믿지 않는가? 景岳을 따르는 무리들은 이런 河間과 丹溪의 뜻에 미치지도 못하면서 애써 비방하고 滯下, 消渴, 呑酸, 蟲疳과 같이 분명히

---

234) 正當(정당): (어떤 시기나 단계) 마침 ~에 즈음하다. 바야흐로 ~한 때에 이르다.

235) 酷烈(혹열): 잔혹하다. 매우 격렬하다. 향기가 매우 짙다. 독하다.

236) 凜冽(늠열): 매섭게 춥다.

237) 祁(기): 大. 성대하다. 대단하다. 요란하다.

238) 戴陽(대양): 陽氣가 下焦의 虛寒으로 인해 위로 浮越하여 하부는 眞寒하고 상부는 假熱을 나타내는 증후이다.

239) 格陽(격양): 陰盛格陽. 체내 陰寒의 過盛으로 陽氣를 外에서 拒格하므로 내부는 眞寒, 외부는 假熱의 證候가 나타난다.

240) 引火歸源(인화귀원): 腎의 虛火가 떠오른 浮火·浮陽을 치료하는 방법이다.

241) 水涸(수학): 물이 마르다.

242) 殺人如麻(살인여마): 사람을 삼대 베듯 죽이다. 수도 없이 사람을 죽이다.

243) 儼似(엄사): 마치 ~같다. 흡사하다.

熱에 속하는 證도 개괄적으로 火가 아니라고 볼 뿐만 아니라 오히려 寒이라 말하니, 정말 콩과 보리도 구별 못하는 사람들이다. 혹자는 '옛날 사람들은 稟賦가 堅實해서 寒冷한 藥을 받아들일 수 있지만, 요즘 사람들은 稟賦가 虛弱하므로 오로지 溫補해야 한다'고 말하지만, 이는 틀린 말이다. 丹溪가 죽은 이후 景岳까지가 200여 년에 불과한데 정말 이렇게 사람들의 稟賦가 현격한 차이가 있다면 앞으로 수백, 수천 년 후의 사람들은 전부 陽이 없는 陰鬼로 변한단 말인가? 웃기는 이야기이다"라고 말한다. 그리고 葉氏는 『景岳發揮』에서 "요즘 의사들은 항상 '龍雷之火는 태양의 한줄기 빛을 만나면 火가 저절로 소멸한다'고 말하지만, 이는 매우 이치가 틀린 말이다. 龍雷는 기후의 炎熱이 왕성한 한여름 심한 무더위에 일어나지, 하늘이 차고 땅이 얼어붙는 몹시 추운 계절에 생긴 적은 없으니, 이 龍雷之火의 원인은 陽亢이란 것과 熱藥으로 치료할 수 없다는 사실을 알 수 있다. 대개 陽은 火이고 陰은 水인데, 水가 衰弱해서 부착할 곳 없는 陽이 상부로 떠오른 경우는 반드시 眞陰을 滋補해야 孤陽이 하부로 내려와 붙는다. 熱藥을 사용할 수 있는 경우는 仲景이 말한 '戴陽'과 '格陽' 두 가지 證인데, 이는 내부로는 眞寒, 외부로는 假熱하고 陰이 極해져서 陽과 비슷해진 寒證이므로 熱藥을 쓰는 것이니, 이런 경우를 명백히 강구해야 된다. 魏玉橫은 말하길 '내부로 眞寒하고 외부로는 假熱한 證에 대해서는 일찍이 여러 醫家들이 논했지만 내부로 眞熱하고 외부로 假寒한 證에 대해서는 논한 경우가 거의 없었다'고 하였다"라고 말한다. 또한 『醫碥』에서는 "肉桂·附子가 火를 이끌어 根源으로 되돌린다는 것은 上熱下寒에 대한 말이다. 만약 水가 메마르고 火가 치솟은 證으로 아래위가 모두 熱할 때 肉桂·附子를 써서 火를 이끈다고 하면 어디로 이끌어 가겠는가? 요즘 의사들은 桂枝·附子를 쓰면서 걸핏하면 '引火歸元'이라고 말하고 삼대 베듯 수많은 사람을 죽이니 한스럽다"고 하였다. (王士雄의 말) 熱이 상부에 壅滯되어 氣가 下行하지 못해도 양발이 얼음같이 차고 얼굴은 붉으며 煩渴이 생겨서 上熱下寒의 '戴陽' '格陽'과 매우 유사한 경우가 있으니 모두 陰證으로 보아서는 안 된다. 이렇게 보고 熱藥을 쓰면 몸이 점차 차지는데, 이는 환자를 죽게 하고도 깨닫지 못하는 技巧를 도모하는 일이다.

【疏】

徐靈胎의 醫學思想은 『內經』 『傷寒論』 및 『神農本草經』을 숭상한 반면, 宋代 이후의 醫學에 대해서는 비판적인 시각을 지니고 있었는데, 특히 明의 趙獻可와 張景岳의 命門說에 대해서는 극명한 반대 입장을 지니고 있었다. 趙獻可가 『醫貫』에서 六味地黃湯과 八味地黃湯 두 가지의 처방으로 모든 병을 치료할 수 있다고 한 주장에 대해 徐靈胎는 그 폐단을 지적했는데, 本 陰證篇 역시 이러한 관점에서 命門之火를 북돋는 溫補藥 사용의 폐단을 지적하면서, 病因에 맞게 藥을 사용할 것을 주장하고 있다. 이는 徐靈胎의 의학 정신인 모든 病에는 반드시 主方과 主藥을 둘 것, 藥物歸經說에 집착하지 말 것, 運氣學說에 너무 집착하지 말 것, 補藥을 남용하지 말 것, 治病할 때는 湯藥뿐만 아니라 單方·經驗方·針·砭·熨·引·按摩 등의 다양한 治法을 응용할 것, 희귀하고 高價의 약을 지나치게 사용하지 말 것, 단순히 脈만 짚고 病을 판단하여 사람을 속이는 말을 하지 말 것 등과 일맥상통하는 주장이다.

老 人

【原文】

能長年者, 必有獨盛之處, 陽獨盛者當補其陰, 陰獨盛者當益其陽. 然陰盛者十之一二, 陽盛者十之八九. 而陽之太盛者, 不獨當補陰, 幷宜清火以保其陰, 故老人無不頭熱, 耳聾, 面赤, 便燥, 現種種陽證. 乃醫者爲老人立方, 不論有病無病, 總以補陽爲主, 熱盛生風, 必生類中[244]等病, 是召疾也. 若偶有風寒痰濕等因, 尤當急逐其邪. 蓋老年氣血不甚流利[245], 豈堪補住其邪, 以與氣血爲難? 故治老人之有外感者, 總與壯年一例, 或實見其有虛弱之處, 則用輕淡之品而量爲補托, 若無病而調養, 則當審其陰陽之偏勝而損益使平. 蓋千年之木, 往往自焚, 陰盡火炎, 萬物盡然也. 故治老人者, 斷勿用辛熱之藥竭其陰氣, 助其亢陽, 使之面紅目赤, 氣塞痰壅, 脈洪膚燥, 當耆艾[246]之年而加之焚如之慘也.

【譯】 老人

長年을 넘기면 반드시 陰陽의 균형이 깨어져 한쪽이 왕성한 경우가 생기는데, 이때 陽이 유독 왕성하면 그 陰을 補해야 하고, 陰이 유독 왕성하면 그 陽을 益해야 한다. 그렇기는 해도 陰이 왕성한 경우는 10~20%, 陽이 왕성한 경우가 80~90%에 이르므로 陽이 지나치게 왕성한 경우는 補陰뿐만 아니라 아울러 淸火를 해서 그 陰을 보호해야 한다. 따라서 노인에게

---

244) 類中(유중): 卒倒, 昏迷, 半身不遂 혹은 口眼喎斜, 言語障碍 등이 나타난다. 病情의 輕重에 따라 中絡, 中經, 中腑, 中臟으로 구분하며 中絡이 가장 輕하며 中臟이 가장 重하다.

245) 流利(유리): 문장 · 말 따위가 유창하다. 막힘이 없다. 미끈하다.

246) 耆艾(기애): '耆老'. '耆舊'. 예순이 넘은 사람을 '耆', 50세의 노인을 '艾'라 하는데, 일반적으로 노인을 總稱한다.

는 전부 頭熱, 耳聾, 面赤, 便燥 등 여러 가지 陽證이 생기는데, 의사가 노인에게 처방을 할 때 병의 有無를 막론하고 補陽을 위주로 하면 熱盛生風하게 되어 반드시 類中風 등의 병이 생기게 되니, 이는 誤治로 초래된 질병이다. 특히, 風寒痰濕 등의 病因이 있다면 급히 그 邪氣를 쫓아내는 것이 더욱 당연하다. 대개의 노인은 氣血의 흐름이 그리 원활하지 못한데, 補하여 그 邪氣를 머물게 함으로써 氣血이 어려운 상태가 되는 것을 어떻게 감당하겠는가? 그러므로 노인을 치료할 때, 外感이 있다면 壯年과 마찬가지로 치료하고, 虛弱한 곳이 보인다면 輕淡한 藥으로 補托을 도모하며, 병이 없이 調養하려면 그 陰陽의 偏盛을 자세히 살펴서 덜고 보태어 균형을 이루게 해야 한다. 1000년이 된 나무가 스스로 타는 경우를 종종 볼 수 있는데, 이는 陰氣가 모두 소진되어 불꽃이 이는 상태로 만물의 이치가 모두 마찬가지이다. 따라서 노인을 치료하는 사람은 辛熱한 藥을 써서 不足한 陰氣를 고갈하고 亢盛한 陽氣를 도와선 절대 안 된다. 만약 이렇게 해서 面紅目赤, 氣塞痰壅, 脈洪膚燥가 생긴다면 노인을 辛熱한 藥으로 불사르는 처참한 일인 셈이다.

【原文】

張按 : 此論鑿[247]然中理, 洵[248]發前人之未發也.

【譯】

張柳吟의 按: 이는 매우 이치에 맞는 이론으로 이전의 의사들이 미처 밝히지 못한 것을 잘 밝혔다.

【疏】

明代의 학파간에 주요한 학술논쟁으로는 溫補派와 劉朱學派의 논쟁, 溫

247) 鑿(착): 끌. 정. 구멍을 파다. 집요하게 파헤치다. 자세히 따지다. 명확히 하다.
248) 洵(순): 진실로. 참으로.

病派와 傷寒派의 논쟁을 들 수 있다. 養生과 治病에 있어서 劉朱學派의 핵심인물인 朱丹溪는 '陽常有餘 陰常不足'을 주장한 반면, 溫補派의 대표인물인 張介賓은 '陽非有餘'란 관점으로 반박하여 부족한 元陽을 有餘하다거나 火라고 해서 寒藥으로 攻伐해서는 안 된다고 주장하였다. 치료에 있어서도 溫補派의 대표인물인 薛立齊는 六味丸으로 補水하고, 八味丸으로 補火했으며, 張介賓은 이를 左歸丸, 右氣丸으로 立方하여 치료하였다. 그러나 이러한 溫補의 풍조가 유행하여 후세에서는 補腎藥과 溫補藥을 남용하는 풍조가 생기게 되었다. 이후 淸代에 이르러 이에 대한 비판과 반론이 본격화되어 傷寒派의 대표인물인 徐靈胎는『醫砭(즉, 愼疾芻言)』『醫貫砭』을 저술하였고, 陳修園은『景岳新方貶』을 저술하여 이를 반박하게 되었다.

本 老人篇에서도 이러한 극단적인 溫補派와 傷寒派 간의 학술논쟁을 엿볼 수 있는 대목으로 老人의 治療와 養生에 있어 溫補派의 補腎과 溫補를 맹렬히 비난하면서 무조건적인 溫補에 앞서서 傷寒의 有無를 판별해야 하고, 溫補보다는 補陰과 淸火를 위주로 치료해야 한다는 주장을 하고 있다.

婦 人

【原文】

婦人懷孕, 胞中一點眞陽日吸母血以養, 故陽日旺而陰日衰. 凡半產[249]滑胎[250], 皆火盛陰衰, 不能全其形體故也. 近人有胎前[251]宜涼之說, 頗爲[252]近理. 至於產後, 則陰血盡脫, 孤陽獨立, 臟腑如焚, 經脈如沸, 故仲景傳以養血消瘀爲主, 而石膏・竹茹亦不禁用. 余每遵之, 無不立效. 乃近人造爲產後宜溫之邪說[253], 以薑・桂爲主藥. 夫果陰陽俱脫, 脈遲畏寒, 血水淋漓, 面靑舌白, 薑・桂亦有用時. 乃血乾火燥, 純現熱證, 亦用熱藥, 則經枯脈絶, 頃刻[254]而斃, 我見以百計[255]. 更有惡露未淨, 身熱氣塞, 煩躁不寐, 心煩腹痛, 皆由敗血爲患, 亦用薑・桂助其火而緊其瘀, 重則卽死, 輕則變成褥勞[256], 世之所謂女科名家, 一例如此. 蓋胎產乃天地生育之機, 絶少死證, 其死皆藥誤也. 造爲此等邪說, 九死不足以蔽其辜. 又胎產藥中, 不用生地而用熟地, 亦全失用藥之理, 不可不思也.

【譯】婦人

여성이 임신을 하면 胞中의 한 점 眞陽이 매일 母血을 빨아들여 영양분으로 삼으므로 임신한 여성은 날로 陽이 왕성해지고 陰은 쇠약해진다. 대개

---

249) 半產(반산): 임신한 지 3개월 이상 지나서 이미 태아가 형성된 이후에 생긴 유산이다.

250) 滑胎(활태): 3회 이상 유산을 하는 경우를 말한다.

251) 胎前(태전): 임신 성립부터 分娩 前까지 임신기간을 말한다.

252) 頗爲(파위): 제법. 상당히. 꽤. 어지간히.

253) 邪說(사설): 그릇된 주장.

254) 頃刻(경각): 아주 짧은 순간.

255) 百計(백계): 千方百計. 온갖 방법 계략을 다하다.

256) 褥勞(욕로): 產後 虛勞.

의 경우 유산은 火가 왕성하고 陰이 쇠약해져서 胎兒의 형체를 보전할 수 없기 때문에 발생한다. 요즘의 '임신중에는 서늘하게 해야 한다'란 說은 제법 이치에 맞는 말이다. 한편, 産後에는 陰血이 거의 탈진되고 陽만 홀로 남아서 臟腑가 마치 불에 타는 듯하고 經脈이 끓는 듯하니 仲景은 養血·消瘀를 위주로 하면서 石膏·竹茹의 사용 역시 禁하지 않았는데, 내가 이렇게 치료해 보았더니 전부 바로 효과가 있었다. 하지만 요즘 사람들은 '産後에는 溫해야 한다'는 잘못된 說을 만들어 乾薑·肉桂를 主藥으로 삼는다. 물론 陰陽이 모두 脫하여 脈遲, 畏寒, 血水淋漓, 面靑舌白하다면 乾薑·肉桂 역시 써야 할 때도 있겠지만, 血乾火燥하여 순전히 熱證만 나타날 때에도 熱藥을 쓴다면 經脈이 마르고 끊어져 순식간에 죽게 되니, 나는 이런 경우를 여러 방법으로 확인하였다. 또한 惡露未淨, 身熱氣塞, 煩躁不寐, 心煩腹痛은 모두 敗血로 인한 질환인데, 이때도 乾薑·肉桂를 쓴다면 그 火를 돕고 瘀血을 견고케 만들어 重한 경우는 바로 죽고 輕한 경우는 産後 虛勞로 변하게 되니, 세상에 소위 婦人科 名醫로 이름난 의사들도 이렇게 만들고 있다. 대개 임신과 출산은 天地 生育의 기틀로 死證은 거의 없는데, 그래도 죽는다면 모두 藥을 잘못 썼기 때문이니, 이런 잘못된 說을 만든 사람들은 죽어서도 그 잘못을 감출 수 없을 것이다. 한편, 胎産藥 중 生地黃을 쓰지 않고 熟地黃을 쓴다는 것 역시 藥을 쓰는 이치를 전혀 알지 못한 말이니 반드시 깊이 생각해야 한다.

【原文】

張按: 産後宜溫之邪說, 不知創自何人, 擧世惑之, 遂不察其病體之寒熱, 幷不分其時今之冬夏, 殺人如麻, 從無悔悟. 在病者如飛蛾撲火[257], 初不知身死由中, 而醫者如爲一盲引衆盲, 亦不知爲覆轍也. 彼此夢夢[258], 可不哀哉!

257) 飛蛾撲火(비아박화): 나방이 불을 향해 달려든다. 무모함.
258) 夢夢(몽몽): 멍청한 모양. 멍한 모습. 얼빠진 모양.

【譯】

張柳吟의 按: '産後에는 溫해야 한다'는 잘못된 說이 누구로부터 비롯되었는지는 알 수 없지만, 온 세상 사람들이 이 말에 현혹되어 결국 病의 寒熱도 살피지 않고 여름인지 겨울인지 계절도 분별하지 않은 채 수많은 사람을 죽게 하고도 뉘우치고 깨달을 줄 모른다. 이로 인해 환자들은 불을 향해 달려드는 나방처럼 처음에는 죽게 될 것을 전혀 알지 못하고, 의사 역시 한 사람의 맹인이 수많은 맹인들을 잘못 인도하듯이 잘못된 길을 되밟는다는 사실을 알지 못한다. 의사와 환자 모두가 우매하고 흐리멍덩하니 슬프지 않은가?

【疏】

本 篇에서는 '産後에는 溫해야 한다'란 원칙으로 乾薑·肉桂를 主藥으로 하는 治法을 비판하고 있다. 분만 후에는 臨産 時 用力으로 인해 과도한 出血과 津液의 소모가 생기게 되고, 이로 인해 氣血이 모두 없어지면 虛證이 많은 것이 사실이다. 하지만, 虛한 경우가 있고, 虛가 아닌 경우도 있으며, 전적으로 實한 경우도 있다. 출산할 때 血氣도 함께 빠져나가 잠시 동안 耗損이 보이는 것은 어쩔 수 없지만, 壅滯의 有餘함은 모두 胎를 보호하고 있다가 胎를 따라 나가는 것들에 불과하니 나갈 것이 나가고 새 것이 다시 생기면 며칠이 지나지 않아 반드시 회복되는 것이 자연의 生化하는 이치인데, 어떻게 이런 출산이 모두 虛證이겠는가? 이를 치료할 때는 證을 근거로 해서 치료해야지 '産後에는 반드시 氣血을 大補해야 한다'란 말에 집착하여 實한 병을 더 實하게 하면 반드시 가벼운 병은 심해지고 심한 병은 위태롭게 된다. 즉, 證과 사람에 따라 虛實의 변별을 常法으로 삼아 치료해야지 개괄적으로 大補에 집착하여 邪氣를 도와선 안 된다.

小 兒

【原文】

小兒之疾，熱與痰二端而已．蓋純陽之體，日抱懷[259]中，衣服加暖，又襁褓[260]之類，皆用火烘[261]，內外俱熱，熱則生風，風火相煽[262]，乳食不歇[263]，則必生痰，痰得火爍，則堅如膠漆[264]而乳仍不斷，則新舊之痰日積，必至脹悶啼哭[265]，又强之食乳以其止啼，從此胸高氣塞，目瞪[266]手搐，卽指爲驚風，其實非驚，乃飽脹欲死耳．此時告其父母令減衣停乳，則必大慍[267]，謂虛羸若此，反令其凍餒[268]，無不唾罵[269]．醫者亦不明此理，非用剛燥之藥，卽用蔘・芪滋補，至痰結氣凝之後，則無加救療，余見極多．敎之適其寒溫，停其乳食，以淸米飮養其胃氣，稍用消痰順氣之藥調之，能聽從[270]者，十愈八九，其有不明此理，反目爲狂言者，百無一生．至於痘科，尤屬怪誕[271]．痘爲小兒之所必不免，非惡疾也．當天氣溫化之時，死者絶少，若大寒大暑，其元氣虛而稠密者，間有不治．其始欲透發，其後欲漿滿，皆賴精血爲之．乃未發以前，卽用大黃・石膏數兩，

---

259) 懷(회): 품. 가슴. 임신하다.
260) 襁褓(강보): 강보. 포대기.
261) 烘(홍): 쬐다. 말리다. 덥게 하다. 데우다. 그을리다.
262) 煽(선): 부채질. 꼬드기다.
263) 歇(헐): 휴식. 쉬다. 그만두다.
264) 膠漆(교칠): 아교와 옻. 우정이 깊고 두텁다.
265) 啼哭(제곡): 큰 소리로 울다.
266) 瞪(징): 눈을 크게 뜨다. 눈을 부릅뜨고 노려보다. 부라리다.
267) 慍(온): 화내다. 원망하다.
268) 凍餒(동뇌): 추위와 굶주림.
269) 唾罵(타매): 모질게 욕하다. 욕을 내뱉다.
270) 聽從(청종): 듣다. 따르다. 복종하다. 순종하다.
271) 怪誕(괴탄): 황당무계하다. 터무니없다. 가관이다.

以遏[272]其生發之機而敗其元氣, 旣而卽用蚯蚓數十, 蠐螬數個, 及一切大寒大毒之品, 如蜈蚣・蝎子[273]・鷄頭・猪尾之類, 又將地丁[274]・銀花等粗糲[275]之品數兩, 煎汁而灌之, 增其毒而倒其胃, 此等惡物, 卽令醫者自服之, 亦必胃絶腸裂而死, 況孩提[276]乎? 凡用此等藥者, 必豫決此兒死于何日, 十不失一, 其父母反盛稱[277]其眼力不爽, 孰知其卽死于彼所用之藥也. 或有元氣充實, 幸而不死者, 遂以爲非此等大藥不能挽回, 而人人傳布, 奉爲神方矣. 更加異者, 强壯之年, 醫者黃芩・麥芽俱不敢用, 以爲克伐, 孩提之子, 則石膏・大黃成兩亂用, 毫不顧慮, 忍心害理, 至此已極, 無奈呼天搶[278]地[279]以告人, 而人不信也. 又有造爲螳螂子[280]之說者, 割開頤內, 取出血痰, 此法起于明末海濱[281]妖婦[282]騙財[283]之法, 惟蘇・松[284]二處盛行, 割死者甚衆. 蓋小兒有痰火者, 吃乳數日, 必有一二日頤腫厭食, 名曰妬乳[285], 用薄荷・朴硝[286]爲末, 搽[287]一二次卽愈,

---

272) 遏(알): 막다. 저지하다. 금지하다.
273) 蝎子(갈자): 전갈.
274) 地丁(지정): 蒲公英의 異名.
275) 粗糲(조려): 도정하지 않은 쌀. 현미. 변변치 않은 음식물.
276) 孩提(해제): 유아기.
277) 盛稱(성칭): 크게 칭찬하다. 열렬히 칭송하다.
278) 搶(창): 강하게 부딪치다. 충돌하다. 닿다.
279) 呼天搶地(호천창지): 큰 소리로 하늘을 부르고 머리로 땅을 치다. 극도로 비통하여 대성통곡하다.
280) 螳螂子(당랑자): 明代 秦景明의 『幼科金針』에 나오는 病證名이다. 小兒가 생후 1개월 정도 되었을 때 口腔 안의 양쪽 잇몸 부위에 딱딱하면서 붓고 융기하는 脂肪墊이 생기는데, 절개해 보면 사마귀의 알과 비슷하므로 '螳螂子'라 한다. 이 때문에 젖을 빨지 못하고 오래되면 얼굴에 黃色이 나타난다.
281) 濱(빈): 물가. 물가에 근접하다.
282) 妖婦(요부): 요녀.
283) 騙財(편재): 재물을 사취하다.
284) 蘇・松(소・송): 중국 장쑤성(江蘇省)과 저장성(浙江省)에 걸쳐 가로놓인 호수인 太湖 일대를 말한다.
285) 妬乳(투유): 유방이 붓고 단단하면서 통증이 있거나 乳頭에 瘡이 생기는 病證을 말한다. 산후에 젖을 먹이지 않거나 먹이고 남은 젖이 쌓여 氣血과 엉켜서 생긴다.
286) 朴硝(박초): 硝石을 한 번 구워서 만든 약재.

卽不治亦愈. 至所割出之痰塊, 或大或小, 人因信之, 不知頤內空虛之處, 人人有此, 割則復生, 幷非病也. 不然何以普天下之小兒, 從未有患螳螂子而死者, 獨蘇・松有此病耶? 此亦一害, 故幷及之.

【譯】 小兒

소아의 병은 熱과 痰이란 두 가지 단서가 전부이다. 대개 純陽體인 소아를 매일 가슴에 품고 따뜻하게 옷을 입히며, 다시 포대기로 덮어 덥게 하면 몸의 안과 밖이 모두 熱하게 되는데, 熱하면 風이 생겨 風과 火가 서로를 선동한다. 또한 쉬지 않고 젖을 먹이면 痰이 생기는데, 痰이 火에 연소되니 아교와 옻처럼 견고해지고, 그럼에도 계속 젖을 먹이면 그동안 쌓인 痰과 새롭게 생긴 痰이 날로 축적되어 반드시 脹悶, 啼哭하게 된다. 여기에 다시 울음을 그치게 하려고 억지로 젖을 먹이니 胸高氣塞, 目瞪手搐할 수밖에 없는데도 이를 바로 '驚風'으로 진단한다. 이는 사실 驚風이 아니라 단지 젖을 지나치게 먹어서 배가 부르고 脹滿해져서 죽을 것 같은 상태일 뿐이다. 이런 경우 그 부모에게 아이 옷을 가볍게 입히고 젖을 중단하라고 권하면 그들은 반드시 크게 원망하면서 "지금도 이렇게 허약한데 더 춥고 배고프게 하란 말인가?"라며 욕을 내뱉는다. 의사 역시 이런 이치를 모르고 剛燥한 藥 아니면 人蔘・黃芪 같은 滋補藥을 쓰니 痰이 結하고 氣가 凝滯되어 치료할 수 없는 상태가 되는 것을 나는 아주 많이 보았다. 이에 온도를 적절히 하고 젖을 중단하며 맑은 미음을 먹여 그 胃氣를 기르면서 消痰順氣의 藥으로 調理하라고 알려 주었는데, 이를 따른 사람은 10명 중 8~9명이 나았지만 이런 이치를 알지 못하고 도리어 미친 소리로 여긴 사람은 100명 중 1명도 살지 못했다. 痘科를 보면 더욱 가관이다. 痘瘡은 소아가 절대 피할 수 없는 병이지만 惡疾은 아니다. 天氣가 溫化한 때라면 痘瘡으로 죽는 경우는 거의 없고, 天氣가 大寒・大暑하고

---

287) 搽(차): 칠하다.

아이의 元氣가 虛弱하면서 痘瘡이 稠密하다면 간혹 치료할 수 없는 경우가 있다. 대개 痘瘡 초기에 透發하려 할 때와 후기에 漿液이 차오르려 할 때는 모두 精血에 의지한다. 따라서 痘瘡이 아직 透發하기 전에 大黃·石膏 數兩을 사용하면 그 生發하는 機轉을 막고 元氣를 손상한다. 이미 透發되었을 때 바로 蚯蚓 수십 개, 蠐螬 여러 개 및 蜈蚣, 蝎子, 鷄頭, 猪尾 등 大寒大毒한 藥, 그리고 蒲公英, 金銀花 등 투박한 성질의 藥 數兩을 달여서 복용시키면 痘瘡의 毒을 더욱 증가시키고 胃를 뒤집어 놓게 된다. 이런 藥들을 의사 자신에게 먹게 하면 그 역시 반드시 胃腸이 끊어지고 터져서 죽을 터인데 하물며 아이는 어떻겠는가? 대개 이런 藥들을 쓴 사람이라면 반드시 이를 복용한 아이가 언제 죽을지 정확히 예견할 수 있을 텐데도 오히려 부모는 틀림없는 정확한 안목이라며 열렬히 칭송하니 그가 사용한 약 때문에 아이가 죽었다는 것을 누가 알겠는가? 간혹 아이의 元氣가 충실해서 운 좋게 죽지 않으면 이런 약들이 아니었다면 살릴 수 없었다고 하면서 결국 사람들에게 널리 전해져서 신묘한 처방으로 추앙받는다. 더 이상한 일은 튼튼한 壯年의 환자에게도 黃芩·麥芽 등을 克伐한다고 여기면서 감히 쓰지 못하는 의사가 오히려 아이에게는 石膏·大黃 數兩씩을 함부로 쓰면서 조금도 고려하지 않는다는 점이다. 잔인한 마음이 이치를 해침이 이 지경까지 이르렀다고 아무리 비통한 마음에 대성통곡하며 사람들에게 알려 주어도 사람들은 믿지 않는다. 한편, '螳螂子'란 說을 만들어 턱의 안쪽을 절개해서 血痰을 배출하는데, 이는 明나라 말기에 海濱의 요부가 돈을 벌기 위해 만든 방법으로 특히 蘇·松 두 지역에서 성행하여 피해를 입고 죽은 사람들이 매우 많았다. 대개 痰火가 있는 소아가 며칠 동안 젖을 먹으면 반드시 하루 이틀은 턱이 붓고 음식을 먹기 싫어하는데, 이를 '妬乳'라 한다. 이때는 薄荷·朴硝를 가루 내어 한두 차례 발라 주면 바로 낫고, 굳이 치료하지 않아도 낫는다. 또한 턱 부위를 칼로 절개하면 크거나 작은 痰 덩어리가 나오므로 사람들은 이를 믿게 되는데, 사람이면 누구나 턱 내부의 빈 공간에 이 痰 덩어리를 갖고 있고 칼로 절개하면 다시 생기는 등 절대 병이 아니란 것을 모르기 때문이다. 그렇지 않다면 왜 온 세상 아이들이 '螳螂子'로 인해 죽지 않는데, 유독 蘇·松 두 지역에서만 이 병이 생길 수 있겠는가? 이 역시 하나의 피해 사례이므로 함께 언급하였다.

【原文】

張按: 張戴人云 余學告陳敬之, 若小兒病緩急無藥, 不如不用庸醫, 但以蒸餅[288]湯浸令軟, 丸作白丸, 紿[289]其妻妾以爲眞藥, 使兒服之以聽天命, 最爲上藥. 歲丙戌, 群兒皆病泄瀉, 用藥者多死. 蓋醫者少達濕熱之理, 以溫燥行之, 故皆死, 惟敬之不與藥, 用余之言, 其兒獨存. 雄謂: 此卽不服藥爲中醫之義. 徐洄溪批[290]葉案, 亦有欲停一切醫人之藥之說, 良以明醫罕覯[291]也. 而婦女無知, 焉知此理? 故戴人以蒸餅丸爲小兒眞藥, 蓋取其和中化滯, 行水調脾, 與百病皆無碍, 且可以安婦女之心也. 良工深意, 煞費苦心[292], 贅[293]此以告爲人父母者.

【譯】

張柳吟의 按: 張從正 선생은 "나는 일전에 陳敬之에게 '小兒가 病을 앓을 때 급해서 藥을 구할 수 없다면 용렬한 의사에게 치료받는 것보다는 차라리 蒸餅을 물에 담가 부드럽게 해서 아무 것도 넣지 않고 丸藥을 만든 다음 아이 엄마에게 진짜 藥인 것처럼 속여서 아이에게 복용시키고 하늘에 맡기는 것이 나은데, 이것이 가장 좋은 藥이다'라고 말했다. 丙戌年에 많은 아이들이 설사병에 걸려 藥을 썼던 아이들이 많이 죽었는데, 이는 의사

288) 餠(병): 뱅어. 밀가루나 옥수수가루 등에 소금, 기름, 향료를 넣고 지지거나 구워 납작하게 만든 것이다.

289) 紿(태): 속이다. 기만하다.

290) 批(비): 치다. 손바닥으로 찰싹 갈기다. 삭제하다.

291) 罕覯(한구): 드물게 만나다(보다).

292) 煞費苦心(살비고심): 아주 고심하다. 심혈을 기울이다.

293) 贅(췌): 혹. 쓸데없다. 불필요하게 많다. 부담이 된다. 괴롭히다.

들이 濕熱의 이치를 제대로 이해하지 못하고 溫燥한 藥으로 치료했기 때문이다. 敬之만은 藥을 주지 않고 내 말대로 해서 그 아이만은 생명을 건졌다"고 말했다. (王士雄의 말) 이 내용은 藥을 복용하지 않는 것이 중간 정도의 의사는 된다는 뜻이다. 徐大椿은 葉氏의 醫案에서 "일체 의사의 藥을 중단하고 싶다"는 說을 비판했는데, 이는 참된 의사를 우연히 만나기가 매우 힘들기 때문에 한 말이다. 하물며 無知한 아이 엄마가 이런 이치를 어떻게 알겠는가? 따라서 張從正이 蒸餠丸을 小兒의 眞藥이라고 말했는데, 蒸餠丸은 中焦를 조화롭게 해서 滯氣를 풀어 주고 行水調脾하여 어떤 병에 투여해도 장애가 없을 뿐만 아니라 아이 엄마의 마음도 안심시킬 수 있다. 이는 張從正의 깊은 생각이니 여기에 덧붙여 부모들에게 알리고자 한다.

【原文】

雄按: 葉氏『幼科要略[294]』一卷, 洄溪謂其字字金玉, 可法可傳. 華岫雲[295]刻于『臨證指南』之後. 奈大方家[296]視爲幼科之治法, 不過附庸[297]于此集, 僉[298]不甚留意[299], 卽闡發[300]葉氏如俞東扶[301]·吳鞠通[302]·章

294) 幼科要略(유과요략): 18세기 중엽 淸代 葉桂가 편찬한 책으로 소아의 일부 雜病의 辨證과 方藥에 대한 간단한 서술이다. 후에 周學海의 補注增訂을 거쳐『周氏醫學叢書·二集』중에 輯錄되었다.

295) 華岫雲(화수운): ?~1753년. 淸代의 醫家로 字는 南田, 錫山(지금의 江蘇省 無錫)人이다. 葉天士를 스승으로 삼아 평소 醫案을 기록해서『臨証指南醫案』10권을 門으로 나누어 편집하고 분석을 가해 논술했다. 1752년 보충한 醫案·溫熱論 및 평생 동안 모은 각종 經驗奇方을 간행했는데 직접 완성하지 못하고 나중에 岳廷璋이 완성해서『續選臨証指南醫案』이라 하였다.

296) 大方家(대방가): 대가. 전문가.

297) 附庸(부용): 예속되다. 종속하다.

298) 僉(첨): 모두. 전부.

299) 留意(유의): 주의하다. 조심하다.

300) 闡發(천발): 사실 의도를 밝히다. 명백히 하다. 설명하다.

301) 俞東扶(유동부): 淸代의 名醫로 葉天士의 학설을 따랐다. 저서로는『古今醫案』이 있다.

302) 吳鞠通(오국통): 吳瑭. 子는 鞠通이다. 溫病을 주로 치료했다. 학문의 근본으

虛谷[303]輩, 亦皆忽略[304]而未之及. 余謂雖爲小兒說法, 大人豈有他殊? 其論春溫・夏暑・秋燥諸條, 皆發前人所未發者, 至習幼科之人, 謂此書爲大方之指南[305], 更不過而問焉, 特爲表出, 學者識之.『要略』後附鄭望頤所述種痘之法[306]甚詳, 洄溪極口讚美, 而『醫學源流論[307]』亦云種痘有九善. 奈牟利[308]之徒, 膽用時苗, 害人不少, 幷令世人連種痘之法亦不信矣. (癸卯春, 吾杭兒科李某, 世醫也, 誤購時苗種痘, 受害之家不少,『回春錄[309]』醫案中, 曾載數條可參.) 更有以水痘痂[310]爲苗者, 種出之時, 痘極稀朗, 幷無稠密棘手[311]之候, 醫者索謝而去, 爲父母者亦歎然放心

로 葉天士를 따랐는데, 葉氏의 立論이 簡單하지만 醫案이 雜證 속에 散見되어 사람들이 소홀히 한다고 하여『溫病條辨』을 통해 그 뜻을 밝혔다. 吳氏는 溫病을 風溫, 溫熱, 溫疫, 溫毒, 暑溫, 濕溫, 秋燥, 冬溫, 溫瘧 등의 九種으로 나누고 上中下 三焦의 순서로 分別 論述했는데, 이는 葉氏가 衛氣營血로 分證한 것과는 다르다. 한편, 溫病이 手太陰肺에서 始作하여 逆傳心包한다는 說과 三焦로 분류해서 논할 때 葉氏의 衛氣營血의 說을 인용한 점은 葉氏의 說과 일치한다.

303) 章虛谷(장허곡): 淸代 말기의 醫家로 이름은 楠, 浙江省 會稽人이다. 1825년『醫門棒喝』을 저술했다. 葉天士, 薛生白으로부터 溫病學說의 영향을 받아 溫病學 발전에 공헌했고, 雜病의 辨證論治에 있어서도 경험이 많았다. 아울러 張景岳 등의 醫家에 대해 긍정적인 비평을 했다. 한편, 立論에 있어서는 적지 않은 억지 주장과 편견이 있었다.

304) 忽略(홀략): 소홀히 하다. 등한시하다.

305) 指南(지남): 지침. 지침서. 지도하다.

306) 種痘之法(종두지법): 환자의 痘漿을 취해서 다른 사람에게 접종하여 면역력이 생기게 함으로써 天然痘를 예방한 방법이다. 人痘接種은 4종류로 痘漿法・旱苗法・水苗法 및 痘衣法이 있다. 앞의 3종류는 모두 鼻孔에 接種하는데, 그 痘苗를 鼻苗라 하고 그 방법을 鼻苗法이라 하였다. 한편, 痘衣法이란 천연두 환자가 입던 의복을 착용하는 방법이다.

307) 醫學源流論: 徐大椿의 著書. 經絡, 臟腑, 脈病, 方藥, 治法, 書論, 古今 등의 七門으로 나누어 99편의 논문을 수록했는데, 주로 治病의 원리를 闡明했다.

308) 牟利(모리): 모리하다. 이익만 꾀하다.

309) 回春錄(회춘록): 淸代에 王士雄이 편찬한『王氏醫案』의 正篇 2권을 말한다. 한편, 後篇 8권은『仁術志』라 한다.『回春錄』에서는 雜病 治療醫案을 자세히 기술하고 있다.

310) 痂(가): 헌데 허물었을 때 생기는 딱지. 옴.

311) 棘手(극수): 처리하기가 곤란하다. 애먹다. 난처하다.

矣. 孰知眞痘未出, 迨[312]時痘流行之歲, 天花陡[313]發, 病家・醫家皆不豫料[314], 往往誤指別證, 妄投藥餌, 縱不誤治, 痘必危險, 較彼妄用時苗之罪更浮十倍, 反得脫身[315]事外, 人不知之, 然天地鬼神之鑑察難逃[316], 罰及子孫, 噬臍[317]有日. 卽如西洋所傳牛痘法, 更勝于鼻孔種痘之或有一失. 而近聞趙[318]春山司馬之孫, 曾種牛痘于京師, 複出天花[319], 是必傳授不眞, 或奸人假托以罔[320]利, 皆不可知, 但如此鬼蜮[321], 不僅[322]害人, 且令良法見疑于世, 尤爲罪不容誅也.

【譯】

王士雄의 按: 徐大椿 선생은 葉天士의 『幼科要略』 한 권에 대해 “이 책의 글 하나하나는 金科玉條와 같아서 본받을 만하고 후세에 전해 줄 만하다”고 논평했다. 이 책은 華岫雲이 『臨證指南』의 뒷부분에 포함시켜 출판했는데, 많은 醫家들이 이 책을 소아과에 국한된 治法으로만 보고 『臨證指南』에 종속된 내용 정도로만 여겨서 큰 의미를 두지 않았으므로 葉天士의 宗旨를 밝힌 제자라는 兪東扶, 吳鞠通, 章虛谷조차도 이를 소홀히 여겨 그 뜻을 제대로 알지 못했다. 나는 “이 책은 비록 소아의 治法을 말한 것이지만 성인이라고 소아와 크게 다른 점이 있겠는가?”라고 말한다. 『幼科要略』에서 논한 春溫, 夏暑, 秋燥와 관련된 여러 조문들은 모두 앞선

---

312) 迨(태): 도달하다. 틈타서.
313) 陡(두): 험하다. 높이 솟다. 가파르다. 돌연. 갑자기.
314) 料(료): 헤아리다. 생각하다.
315) 脫身(탈신): 拔身. 몸을 빼다. 빠져나가다. 살짝 도망치다. 탈피하다.
316) 逃(도): 달아나다.
317) 噬臍(서제): 배꼽을 깨물려고 한다는 말로 후회해도 소용없다는 뜻이다.
318) 趙(조): 周代의 나라 이름. 지금의 山西省 북부와 중부, 河北省 서부와 남부를 말한다.
319) 出天花(출천화): 天花에 걸리다.
320) 罔(망): 가리다. 감추다. 숨기다. 기만하다. 낙심하여 멍하다. 아니다.
321) 鬼蜮(귀역): ‘蜮’은 물속에 숨어 사람을 해친다는 전설상의 괴물로, 이는 음험하게 남을 해치는 사람을 말한다.
322) 不僅(불근): ~만은 아니다. ~일 뿐만 아니라.

사람들이 미처 알지 못했던 사실을 밝힌 것이어서 소아과학을 익힌 사람들은 이 책을 醫家의 지침서라고 말하니, 『臨證指南』에 종속된 내용 정도인지를 다시 묻고 싶다. 따라서 이렇게 특별히 『幼科要略』에 대해 언급했으니 학자들은 알아야 한다. 『幼科要略』의 후반부에서는 鄭望頤의 種痘法을 매우 자세히 기술하고 있는데, 洄溪 선생은 이를 극찬하였고 『醫學源流論』에서 역시 種痘의 9가지 장점을 언급하였다. 그런데 이익만 좇는 무리들이 함부로 접종약을 써서 피해가 적지 않았으므로 세상 사람들이 종두법을 신뢰하지 않는 결과를 낳았다. (癸卯年 봄, 내가 있는 杭州에서 대대로 의사를 하는 소아과 전문 李某가 種痘法을 잘못 사용해서 피해를 입은 집이 적지 않았다. 『回春錄』 醫案에 이에 대해 참고할 만한 여러 조문이 실려 있다.) 또한 水痘 딱지를 종두법 접종약으로 쓰는 경우가 있는데, 이렇게 하면 접종 후 종기가 생길 때 痘瘡이 아주 적고 색깔도 맑으며 종기가 조밀하지 않아 치료하기 곤란한 증후가 없어 보이니, 의사는 사례를 받고 가 버리고 부모 역시 기뻐하며 안심한다. 그러나 이는 아직 眞痘가 나오지 않은 상태여서 잠복해 있다가 痘瘡이 유행하는 시기가 되면 갑자기 재발할 수 있다는 것을 누가 알겠는가? 이에 환자와 의사 모두 미리 예측하지 못해서 종종 다른 病證으로 오인하여 약을 함부로 투여하니, 誤治하지 않더라도 痘瘡은 더욱 위험해지게 된다. 함부로 種痘法을 쓴 것에 비교하면 그 죄가 훨씬 가볍고, 이런 상황에서 몸을 빼면 사람들이 알 수 없겠지만, 천지신명의 감찰만은 피할 수 없어서 그 벌이 자손 대대로 전해질 것이니 후회해도 소용없다. 서양에서 전해진 牛痘法은 가끔 문제를 일으키는 鼻孔種痘法에 비해 우수하다. 최근 趙나라 땅 春山에 있는 司馬의 손자가 일찍부터 北京에서 각종 牛痘法을 시행했다가 천연두에 다시 걸린 경우가 있었는데, 틀림없이 시술방법을 잘못 전수 받았거나 간사한 무리가 假托했기 때문에 효과가 없었을 것 같지만, 정확한 사실은 알 수 없다. 단지 이런 벌레 같은 사람들은 사람에게 해를 끼칠 뿐 아니라 좋은 치료법을 세상 사람들에게 의심받게 만들었으니 그들의 죄는 더욱 용서할 수 없다.

【疏】

소아는 말이 통하지 않아 病情을 쉽게 헤아릴 수 없기 때문에 '열 명의 남성을 치료하는 게 한 명의 여성을 치료하는 것보다 낫고, 열 명의 여성을 치료하는 게 한 명의 소아를 치료하는 것보다 낫다'고 말한다. 하지만, 소아의 질병은 外感風寒 아니면 內傷飮食으로 驚風, 吐瀉, 寒熱, 疳癎 등 몇 가지 종류에 불과하고 그 臟氣가 맑고 민감하여 치료에 잘 반응하므로 질병의 근본을 정확히 찾아 치료만 한다면 한 가지 약으로도 쉽게 나을 수 있다. 즉, 그 진단의 요점 역시 表裏·寒熱·虛實에 불과한데, 이 중에 虛와 實 두 가지가 가장 중요하다. 여기에는 形色의 虛實·聲音의 虛實·脈息의 虛實이 있으니 체질의 强盛과 柔弱, 形色의 紅赤과 靑白, 聲音의 雄壯과 短怯, 脈息의 滑實과 虛細의 차이를 살펴서 판단해야 한다. 이처럼 脈候로 내부를 살피고(察) 形氣로 외부를 살피며(觀) 그 病情을 마음으로 잘 살핀다면(中審) 虛實을 쉽게 변별할 수 있을 것이다.

그런 결과가 實邪, 火證이면 부득이 治標하는데, 治標法은 반드시 精選하여 가볍고 예리하게 치료하여 병에 적당한 만큼의 효과가 있으면 바로 치료를 중단하여 아이의 正氣를 다치지 않게 해야 한다. 그 이유는 여리고 약한 몸의 소아는 氣血이 아직 굳지 못하고 臟腑가 매우 취약하여 약간의 손상을 받더라도 쉽게 시들어 떨어지기 때문이다. 하물며 막 자라나는 기운을 심어서 기를 생각은 안하고 깎아 내기만 한다면 가까이는 당장의 피해가 있고, 멀게는 終身토록 虛弱함을 남게 만들 수 있다. 이것이 바로 救本之道로 소아과의 가장 중요한 핵심이다.

外　科[323)]

【原文】

治外證始起，欲其不大，將成欲其不痛．大則傷肌爛膚，腐骨穿筋，難于收口；痛則衝心犯胃，耗血亡津，惡證叢生矣．故始起之時，最重圍藥[324)]，束其根盤，截其餘毒，則頂自高而膿易成；繼則護心托毒治其內，化腐提膿治其外，自然轉危爲安．乃始則不能束毒使小，又無護心定痛之方，惟外用五灰三品[325)]，內服附・桂熱毒等藥，必至腐腸爛肉，更用刀針，割肉斷筋，以致呼號瞀[326)]亂，神散魂飛，宛轉求死，仁人之所不忍見也．況癰疽用刀太早，最難生肌收口，凡毒藥刀針，只宜施于頑肉老皮，餘者自有拔頭呼膿之法，至于惡肉，自有消腐化水之方，故能使患者絶無痛苦，收功速而精神易復．乃此等良法，一切不問，豈傳授之不眞，抑或別有他念也．更可駭者，瘡瘍之證，最重忌口，一切鮮毒，毫不可犯，無書不載．乃近人反令病者專服毒物，以爲以毒攻毒，夫解毒尚恐無效，豈可反增其毒，種種謬誤，不可殫[327)]述．間有患外證之人，若用安穩治法，全不以爲妙，

---

323) 外科(외과): 體表 病證의 病因, 病機, 治法을 爲主로 硏究하는 學科이다.

324) 圍藥(위약): 종기 주위에 둘러싸서 病勢가 확장되지 않도록 하는 藥을 말한다.

325) 五灰三品(오회삼품): 五灰는 五灰散, 三品은 三品一條槍을 가리키는 듯하다. 五灰散은 『醫宗金鑑・外科心法要訣』 卷六十九의 처방으로 그 내용은 血管鵝毛 血餘 蜈蚣 穿山甲 生鹿角(各燒存性) 各等分이다. 臟毒陰虛로 濕熱이 肛門으로 下注하고 내부에서 鬱結되어 항문이 붓고 송곳으로 찌르듯 아프며 대변을 보지 못하고 소변이 방울방울 떨어지며 寒熱이 往來하고 야간에 더욱 심하며 脈이 數하면서 微細한 경우를 치료한다. 三品一條槍은 『外科正宗』 卷二의 처방으로 그 내용은 明礬 60g, 砒石 45g, 雄黃 7.2g, 乳香 3.6g이다. 길쭉한 모양으로 약을 빚어 陰乾해서 瘡孔에 넣는 외용약인데, 祛腐拔瘻하므로 痔瘡肛瘻・癭瘤瘰癧・疔瘡發背・腦疽 등을 치료한다.

326) 瞀(무): 흐리다. 어지럽다.

327) 殫(탄): 다하다.

用毒藥刀針者, 血肉淋漓, 痛死復活, 反以爲手段高强[328], 佩服[329]深摯[330]而遍處荐[331]引[332]. 因知疾痛生死, 皆有定數[333], 非人所能自主, 而醫者與病人以苦楚, 亦病者有以召之也.

【譯】 外科

外科證의 치료는 처음 생길 때면 腫瘡이 커지지 않게 하고, 腫瘡이 형성될 때면 아프지 않게 하는 것이다. 腫瘡이 커지면 肌肉을 상하고 皮膚를 짓무르며 뼈를 썩히고 힘줄을 뚫고 나와 瘡口가 수렴되기 어렵기 때문이고, 腫瘡 부위가 아프면 心으로 上衝하고 胃를 侵犯하며 血을 消耗하고 津液을 없애 惡證이 많이 생기기 때문이다. 따라서 腫瘡이 처음 생길 때는 圍藥을 가장 重用하는데, 이렇게 해서 그 뿌리를 約束하고 餘毒을 끊으면 瘡瘍의 꼭대기가 저절로 높아지면서 쉽게 고름이 생긴다. 이어서 心을 保護하고 托毒하여 그 內를 치료하면서 썩은 부위를 없애고 排膿하여 그 外를 치료하면 자연히 위험한 상태가 바뀌면서 편해진다. 따라서 초기에 毒을 約束해서 작게 하지 못하고 心을 保護하고 定痛하는 처방도 쓰지 않은 채 단지 五灰散·三品一條瘡만을 外用하고 附子·肉桂 등 熱毒의 藥物만을 內服한다면 腸이 썩고 肌肉이 짓무르게 된다. 여기에 다시 함부로 刀針을 써서 살을 가르고 힘줄을 끊으면 고통으로 울부짖고 눈이 어두워져 헛것을 보며 魂飛魄散하고 몸을 뒹굴면서 죽기를 바라니 어진 사람이 차마 볼 수 없는 지경이 된다. 癰疽를 너무 일찍 칼로 절개하면 살이 생기고 아물기가 매우 어렵기 때문에 대개 강한 毒藥과 刀針은 오직 頑固한 굳은살과 오래된 痂皮의 경우에만 시술해야 하고 그 나머지

---

328) 高强(고강): (무예나 수단이) 뛰어나다. 훌륭하다.
329) 佩服(패복): 탄복하다. 감탄하다. 그대로 믿고 따르다.
330) 深摯(심지): 깊고 진지하다. 깊고 두텁다.
331) 荐(천): '薦'의 의미로 추천하다. 소개하다. 알선하다.
332) 荐引(천인): 추천하다.
333) 定數(정수): 정해진 운명. 타고난 운명.

는 拔頭呼膿法을 쓰며, 惡肉에는 消腐化水의 처방이 있으니 환자가 전혀 고통 없이 腫脹 부위가 빨리 수렴되고 정신이 쉽게 회복될 수 있다. 이렇게 좋은 治法들을 일체 묻지도 않으니 傳授해 주는 것이 진실하지 않기 때문인가, 아니면 다른 생각이 있는 것인가? 더욱 이상한 일은 瘡瘍의 證에는 음식의 절제가 가장 중요하여 일체 날것의 毒은 절대 犯해서는 안 된다고 모든 책에 적혀 있는데도 요즘의 의사들은 환자에게 오히려 毒物만을 복용시키면서 약물의 毒으로 外科證의 毒을 공격한다고 하니 解毒하는 治法도 효과가 없을 우려가 있는데 어떻게 오히려 그 毒을 증가할 수 있겠는가? 이 같은 수많은 오류들은 모두 기술하지 못할 지경이다. 간혹 外科證을 앓는 사람에게 안전하고 온당한 治法을 썼는데 전혀 효과가 없다고 毒藥과 刀針을 쓰는 경우가 있다. 피와 살이 흘러나오고 통증이 다시 생겨도 오히려 뛰어난 기술이라고 하면서 탄복하며 그대로 믿고 따르면서 여러 사람에게 추천하기도 한다. 때문에 질병과 고통, 삶과 죽음은 모두 정해진 운명이 있어 사람이 스스로 주관할 수는 없지만, 의사가 환자에게 고통을 주고 환자 역시 이를 초래한다는 것을 알 수 있다.

【原文】

張按: 洄溪有『手批外科正宗[334]』『瘍科選粹[335]』二書, 繩愆糾繆[336], 學者宜宗.

---

334) 手批外科正宗: 徐大椿의 저서로 明代 陳實功의 저서인 『外科正宗』에 대해 논평한 책이다.

335) 瘍科選粹(양과선수): 『瘍科秘旨』. 1628년에 明代의 陳文治가 편찬, 간행한 책으로 外科의 各科學說을 輯錄하고 자신의 경험을 첨가해서 편성했다. 모두 111篇으로 그 중에는 外科・皮膚科・五官科 및 傷科의 각종 病證이 들어 있는데 選擇한 소재가 뛰어나고 치료법이 실용적이다. 본서는 민간에서 간행한 板本 외에도 徐大春의 評點本이 있는데, 여기서는 徐大椿의 評點本을 말한다.

336) 繩愆糾繆(승건규무): 허물을 고치고 잘못을 바로잡다.

【譯】

張柳吟의 按: 洄溪의 『手批外科正宗』과 『瘍科選粹』는 허물을 고치고 잘못을 바로잡은 책이니 배우는 사람은 이를 근본으로 삼아야 한다.

【原文】

雄按: 秀水呂愼庵[337]云 先生原引[338]云 批閱之書千餘券, 殆不止此二種, 惜其後人秘藏, 而不傳于世也.

【譯】

王士雄의 按: 秀水 呂愼庵은 "洄溪 선생이 原引에서 '읽고 수정한 책이 천여 권이다'라고 말했으니 이 두 가지 책에만 그치지는 않았을 것이다. 洄溪의 後人들이 이를 감추고 숨겨 세상에 전해지지 않아 안타깝다"라고 말한다.

【疏】

本 篇에서는 병세의 악화방지를 위해 초기에는 종기 주위를 둘러싸서 病勢 확산을 막는 圍藥의 사용과 '護心托毒治其內 化腐提膿治其外'를 外科疾患의 治療原則으로 제시하고 있다.

대개 癰疽는 營衛가 조화롭지 못하고, 氣血이 두루 流注하지 못해서 생긴다. 癰疽의 초기에 張潔古는 "병이 表에 있으면 發散시키고, 裏에 있으면 泄瀉시키며 뜸을 뜨고 약을 붙여야 하는데, 이렇게 하면 곪지 않은 것은 반드시 삭고, 곪은 것은 빨리 터진다"고 말한다. 병이 表에 있어서 熱이 나고 腫大하며 통증이 있으면 치료가 비교적 쉽지만, 熱이나 통증이 없으면서 低陷하여 썩어 문드러진 것은 안에서 발생한 것으로 難治이다.

---

337) 呂愼庵(여신암): 淸代 醫家로 秀水(지금의 浙江省 嘉興)人이다.

338) 原引(원인): 이 책의 앞에 徐靈胎 선생이 쓴 原引 중에 '五十年中批閱之書 約千餘卷'이란 구절이 나온다.

이럴 때 독한 약을 쓰거나 칼을 댄다면 오히려 병이 악화되는데, 潰瘍을 억지로 出頭하게 하지 않고 형체의 변화를 초래하지 않으면서 癰疽가 스스로 化하게 만드는 방법이 최고의 치료법이다. 朱丹溪는 "臟腑에 쌓인 毒으로 인해 癰疽가 생기면 먼저 胃氣를 도와주고 길러서 그 근본을 튼튼히 해야 하는데, 그렇게 하면 氣血이 응결된 것이 스스로 풀리고, 이미 생긴 고름과 어혈은 저절로 터져 없어지며, 죽어 가던 肌肉이 살아나고, 죽었던 肌肉은 저절로 썩으며, 이미 터진 肌肉은 스스로 수렴된다. 그 瘡瘍을 공격하기만 하면 脾胃가 한 번 虛해질 때마다 七惡證이 생겨서 죽지 않으면 다행이다"라고 말했는데, 本 篇에서 제시한 '護心托毒治其內'에 대한 구체적인 해답이 될 수 있을 것으로 생각된다.

治 法

【原文】

凡病只服煎藥而愈者, 惟外感之證爲然, 其餘諸證, 則必用丸散膏[339]丹[340]・鍼灸砭鎌[341]・浸[342]洗[343]熨[344]溻[345]蒸提[346]按摩[347]等法, 因病施治. 乃今之醫者旣乏資本, 又惜功夫, 古方不考, 手法無傳, 寫一通治煎方, 其技已畢, 而病家不辭遠涉, 不惜重聘, 亦只求得一煎方, 已大滿其愿. 古

---

339) 膏(고): 膏劑를 가리킨다. 內服用 膏劑는 '膏滋'라고도 하는데, 약물을 煎湯해서 찌꺼기를 제거하고 다시 졸여 설탕・꿀 등을 넣고 膏를 만든다. 장기 복용하는데 일반적으로 만성질병이나 허약자에게 사용한다. 外用 膏劑는 '油膏' '膏藥'이라고도 하는데, 棉子油나 落花生油에 蜜臘을 넣고 가열해서 녹인 다음 細末한 약물을 혼합해서 식히면 膏藥이 된다. 氷片・樟腦 같은 휘발성이 강한 약물을 첨가할 경우는 식힌 다음에 넣고 골고루 저어 혼합한다. 주로 火傷 및 皮膚瘡瘍, 疥癬 등의 치료에 사용한다.

340) 丹(단): 기존 처방을 근거로 精製한 成藥인데 일반적으로 粉末이나 顆粒 상태이다. 內服用과 外用 두 종류가 있다 外用은 水銀・硫黃 등 광물이 많이 함유되는 약물을 승화 혹은 융해・정련해서 분말로 만든 製劑로서 白降丹・紅升丹 등이 있다. 內服用은 紫雪丹・至寶丹과 紫金錠이라고도 부르는 玉樞丹 등이 있다.

341) 砭鎌(폄겸): 瘡瘍 등을 開口할 때 쓰는 砭石.

342) 浸(침): 약물 炮製法의 하나로 약물을 물에 불리는 것을 말한다.

343) 洗(세): 약물 炮製法의 하나로 약에 붙은 모래나 먼지, 혹은 기타 더러운 물질을 씻어낸다.

344) 熨(위): 藥物을 용기에 담아 따뜻하게 해서 體表 환부를 다림질하듯 눌러 주는 방법.

345) 溻(탑): 外治法의 하나로 약물을 煎湯해서 몸 전체를 목욕하거나 팔다리를 담그거나 환부를 적시는 방법을 말한다.

346) 蒸提(증제): 문장의 구성상 '薰蒸'을 말하는 것으로 보인다. 방향성 약재를 태운 연기나 끓일 때 생긴 증기에 신체의 일부를 쐬어서 創傷이나 癬瘡 등을 치료하는 방법이다.

347) 按摩(안마): '推拿' '矯摩' '按蹻'라고도 한다. 신체의 일정한 부위에 각종 안마 수법과 특정한 肢體活動을 진행함으로써 질병을 예방하고 치료하는 방법이다.

昔聖人窮思極想, 制造治病諸法, 全不一問, 如此而欲愈大證痼疾, 無是理也. 所以今人患輕淺之病, 猶有服煎藥而愈者, 若久病大證, 不過遷延歲月, 必無愈理也. 故爲醫者必廣求治法, 以應病者之求, 至常用之藥, 一時不能卽合者, 亦當要預爲修制以待急用, 所謂工欲善其事, 必先利其器. 奈何欲施救人之術, 而全無救人之具也.

【譯】治法

일반적으로 煎藥만을 복용시켜 치료하는 病은 오로지 外感證의 경우만 그렇고, 外感 이외의 나머지 여러 가지 證은 반드시 병에 따라 丸, 散, 膏, 丹劑와 鍼灸, 砭鎌, 浸洗, 熨溻, 蒸提, 按摩 등의 방법으로 치료해야 한다. 요즘 의사들은 밑천이 부족할 뿐만 아니라 노력도 하지 않아 古方을 연구하지 않고 치료 방법도 전하지 않은 채 하나의 通治하는 煎方만을 베끼고 있으니 그 기술은 이미 바닥이 났다. 한편, 환자는 치료를 위해 멀리까지 가는 것을 마다하지 않고 의사를 초빙하기 위해 비싼 값을 치르는 것을 아까워하지 않지만, 역시 하나의 煎方만 구해서 얻으면 그 바라는 바를 만족해한다. 옛날의 聖人들은 생각에 생각을 더해 병을 치료하는 여러 가지 방법을 만들었지만 이를 전혀 물어보지도 않으면서 심한 證과 痼疾을 치료하려고 하니 이런 이치는 없다. 그러므로 요즘 사람들의 가벼운 병은 그래도 煎藥으로 낫는 경우가 있지만, 오래된 병과 심한 證은 시간만 끌 뿐 절대 나을 리 없는 것이다. 따라서 의사가 된 사람은 반드시 治法을 널리 구해 환자의 요구에 부응해야 하고 常用하는 약물로 짧은 시간에 만들 수 없는 것이라면 미리 약물을 修治法製해서 급히 쓸 경우에 미리 대비해야 한다. 이것이 이른바 '匠人이 그 일을 잘 하려면 반드시 먼저 그 도구를 예리하게 손봐야 한다'는 말이다. 어떻게 사람을 구하는 仁術을 펼치면서 사람을 구하는 道具가 전무하단 말인가?

【原文】

張按: 諺[348]云 尋着醫生一帖藥. 近日業醫之人雖多, 而治病之法愈少, 不過一帖藥之技倆, 卽懸壺[349]而爲司命, 故洄溪批葉案[350]有云 近日醫者之藥一槪俱停, 天下遂無枉死之人矣. 盖深慨之也.

【譯】

張柳吟의 按: 속담에 '의사의 한 첩 약을 찾아라'란 말이 있다. 최근에는 醫를 직업으로 삼는 사람은 많지만 병을 치료하는 방법은 더욱 적으니 한 첩 약에 불과한 기량으로 개업을 해서 생명을 책임지려 한다. 따라서 洄溪는 葉氏가 醫案에서 "최근에는 의사의 藥이 일률적으로 정해져 있으니, 이로 인해 억울하게 죽는 사람이 없다"고 말한 것을 비판하였다. 매우 개탄할 일이다.

【疏】

藥의 제형을 논한다면, 湯・丸・散・膏・酒・露・丹・錠 등이 있다. 금년 영천한약축제에서는 某 기업의 주최로 膏劑를 만드는 시연이 있었는데, 湯・丸・散劑를 제외한 藥의 다른 제형이 점차 잊혀져 가는 현실을 안타까워하며 膏劑의 제조과정을 배워 보자는 의도였다.

膏劑의 제조과정은 여러 가지가 있지만 十全大補膏를 예를 들어 간단히 설명해 보면, 먼저 十全大補湯을 달여 去渣한 다음 그 湯液에 冰糖과 阿膠를 녹여서 계속 졸이면 된다. 이렇게 만들어진 膏劑는 實證보다는 虛證, 新病보다는 久病에 적합하다.

사람의 몸을 하나의 큰 바다로 본다면 신체의 피부나 각종 기관 등은 그 하나의 바다에 떠 있는 섬과도 같다. 그 섬에 이상이 있을 때 우리는

---

348) 諺(언): 속담. 속언.
349) 懸壺(현호): 의사가 간판을 내걸고 개업하다. 의사 노릇을 시작하다.
350) 葉案(섭안): 『葉天士醫案』을 말한다.

약을 투약한다. 그런데 그 섬으로 약을 보내는 방법 중에 어떤 것이 가장 손쉽고 자연스러울까? 그것은 바로 약의 形色氣味가 傳寫된 물을 바다에 부어 넣는 것이다. 이것이 藥의 여러 가지 제형 중 湯劑가 가장 보편적으로 쓰이는 이유이다. 湯劑는 汗·吐·下法뿐만이 아니라 補法에도 역시 사용이 가능하니, 오로지 外感에만 쓰는 劑型은 아니다. 약의 慓疾한 기운만 뽑아서 쓴다면 酒劑, 露劑가 적합할 것이고, 藥性을 下降시키거나 久病緩治가 목표라면 丸劑가 적합할 것이다.

制 劑

【原文】

古時權量351)甚輕, 古一兩, 今二錢零; 古一升, 今二合; 古一劑, 今之三服. 又古之醫者皆自采鮮藥, 如生地・半夏之類, 其重比乾者數倍, 或古方雖重, 其實無過今之一兩左右者, 惟『千金352)』『外臺秘要353)』 間有重劑 此乃治强實大證, 亦不輕用也. 若宋元以來, 每總制一劑, 方下必注云每服或三錢或五錢, 亦無過一兩外者, 此煎劑之法也. 末藥則用一錢匕354) 丸藥則如桐子大者, 十丸加至二三十丸. 試將古方細細考之, 有如今日二三兩至七八兩之煎劑乎? 皆由醫者不明古制, 以爲權量與今無異, 又自疑爲太重, 爲之說曰: 今人氣薄, 當略爲減輕. 不知已重于古方數倍矣. 所以藥價日貴而受害愈速也.

【譯】 制劑

옛날의 저울은 매우 가벼웠기 때문에 옛날 1냥은 지금의 2돈, 옛날 1되는 지금의 2홉, 옛날 1劑는 지금의 3번 복용할 용량이다. 또한, 옛날의 의사들

---

351) 權量(권량): 저울의 양. 저울질하다.

352) 千金方(천금방): 『備急千金要方』과 『千金翼方』을 말한다. 唐代의 孫思邈은 7세기 중엽에 『備急千金要方』을 편찬했는데, 이를 보충하기 위해 재편집해서 682년에 『千金翼方』을 편찬하였다. 千金보다 人命이 더 중요하다고 하여 '千金'으로 書名을 지었다.

353) 外臺秘要(외대비요): 752년에 唐代의 王燾가 편찬했다. 唐初期 및 唐代 이전 醫書를 모아서 정리했는데 自序에서 "古方에서 모은 것이 560여 家이고 새롭게 撰한 것도 많다"고 하였다. 인용한 책의 出處를 모두 밝혀 놓아 唐代 이전 醫學 연구에 중요한 참고자료가 된다.

354) 錢匕(전비): 분말 약물을 계량하는 기구의 명칭이다. 漢代 화폐인 五銖錢으로 분말 약물을 떠서 떨어지지 않을 정도의 量을 1錢匕라 한다. 지금의 약 2g에 해당한다.

은 모두 자신이 직접 신선한 약재를 채취했기 때문에 가령 生地黃・半夏 등의 무게는 건조시킨 것의 몇 배에 달했으니 古方의 약재 용량이 무겁더라도 실제로는 지금의 1냥 남짓에 불과하다. 오직 『千金方』과 『外臺備要』에만 간혹 용량을 많이 쓴 처방이 있지만, 병의 성질이 强實한 大證을 치료했으므로 이 역시 함부로 쓴 것은 아니었다. 宋元代 이후에는 항상 1劑로 만들어 처방 아래에 반드시 '매번 3돈 또는 5돈을 복용한다'는 注를 두어 이 역시도 1냥 이상을 넘진 않았는데, 이것이 煎劑의 방법이다. 분말 散劑의 경우는 1錢匕가량을 썼고, 丸藥의 경우는 桐子크기로 10丸에서 20~30丸씩을 썼다. 古方을 자세히 고찰해 보았을 때, 요즘같이 2~3냥 내지 7~8냥의 煎劑가 있었는가? 이렇게 의사가 옛날의 藥 짓는 방법을 제대로 알지 못하고 지금의 저울 눈금과 같다고 보기 때문에 스스로도 '너무 약이 많지 않은가?'하고 의심이 들어 "요즘 사람들은 氣가 약하니 용량을 줄여야 한다"고 말하지만, 그래도 이미 古方에 비해 몇 배나 더 많이 쓴다는 사실을 알지 못하므로 약값은 날로 비싸지고 환자는 더욱 빨리 해를 입게 되었다.

【原文】

又有方中熟地用三四兩, 餘藥只用一二錢者, 亦從無此輕重懸殊[355]之法. 要知藥氣入胃, 不過借此調和氣血, 非藥入口卽變爲氣血, 所以不在多也. 又有病人粒米不入, 反用膩膈酸苦腥膻[356]之藥 大碗[357]濃煎灌之 卽使中病, 尙難運化, 況與病相反之藥塡塞胃中, 卽不藥死, 亦必灌死, 小兒尤甚. 又不論人之貧富, 人蔘總爲不祧[358]之品, 人情無不貪生, 必竭蹶[359]

355) 懸殊(현수): 큰 차이가 있다.

356) 腥膻(성단): 양고기의 노린내와 어육의 비린내.

357) 碗(완): 주발. 사발.

358) 不祧(부조): 옛날에 家廟 중 先祖의 神主는 4대가 넘으면 묻어 없애는데 나라에 공훈이 있는 사람의 신위는 옮겨 묻지 않는다는 不遷之位에서 유래되어 옮기지 않는 것을 '不祧'라 하였고, 나중에 固定不變한 것을 비유하는 말

措處，孰知反以此而喪身. 其貧者送終[360]無具，妻子飄零[361]，是殺其身而幷䀎其家也. 吾少時見前輩老醫，必審貧富而後用藥，尤見居心[362]長厚[363]，況是時蔘價猶賤于今日二十倍，尙如此謹愼，卽此等存心[364]，今人已不逮昔人遠矣.

【譯】

그리고 처방 중에는 熟地黃을 3~4냥 쓰고 나머지 약들을 단지 1~2돈만 쓰는 경우가 있는데, 이렇게 현격히 차이 나게 중량을 쓰는 法은 없었다. 약 기운이 胃로 들어가면 이 힘을 빌려 氣血을 조화하는 것에 불과하지 입에 약이 들어가자마자 氣血로 변하는 것은 아니므로 약은 많지 않아도 된다는 것을 알아야 한다. 또한, 쌀 한 톨도 받아들이지 못하는 상태의 환자에게 오히려 滋膩하여 막히게 만들고, 酸苦하며 비릿한 약들을 큰 사발로 진하게 달여 복용시키면 병에 적합한 약이라도 運化가 어려울 텐데 하물며 병과 상반되는 약으로 胃를 塡塞하면 어떻게 되겠는가? 즉, 병과 상반된 약 때문에 죽지 않는다면 복용한 약 때문에 죽을 것이니, 특히 소아의 경우라면 더욱 심할 것이다. 한편, 貧富를 막론하고 人蔘을 固定 不變의 약으로 삼는데, 살려는 욕심이 없는 사람은 하나도 없어서 밑천이 바닥날 때까지 돈을 들여 복용하니 오히려 人蔘 때문에 몸이 더욱 손상된다는 것을 누가 알겠는가? 가난한 집이라면 장례를 치를 장비조차 없게 되고 처자식은 몰락할 테니, 이는 그 병든 몸을 죽일 뿐 아니라 그 집안까지도 망하게 하는 일이다. 내가 어릴 적에 뵌 선배 의사는 반드시 貧富를 살펴본

이 되었다.

359) 竭蹶(갈궐): 힘이 없어 비틀거리며 걷다. (자금 따위가) 고갈되다. 바닥나다.

360) 送終(송종): (부모나 연장자의) 임종을 지키다. 또는 장례를 치르다. 목숨을 잃다.

361) 飄零(표령): (꽃잎 따위가) 우수수 떨어지다. 몰락하다.

362) 居心(거심): 생각. 속마음. 심보. 저의.

363) 長厚(장후): 뛰어나다. 잘하다.

364) 存心(존심): 마음씨. 근성.

후에 약을 썼는데, 특히 마음 씀씀이가 훈훈했다. 하물며 그 당시 人蔘 가격은 지금보다 20배 쌌는데도 불구하고 이처럼 신중했으니, 이런 마음씨가 요즘 사람은 옛날 사람에 한참을 못 미친다.

【原文】

張按: 古方權量, 惟王朴莊考核[365]最精. 云: 古方自『靈』·『素』至『千金』·『外臺』, 所集 漢·晉·宋·齊諸名方, 凡云一兩者, 准今之七分六厘, 凡云一升者, 准今之六勺七杪, 辯論甚博, 詳載唐立三[366]『吳醫匯講[367]』.

【譯】

張柳吟의 按: 古方의 저울 용량에 대해서는 王朴莊이 가장 자세히 考察하였다. 그는 "『靈樞』 『素問』에서부터 『千金方』·『外臺秘要』까지의 古方으로 漢·晉·宋 齊代의 이름난 處方들을 수집해 본 결과 1兩이란 지금의 7分 6厘, 1升은 지금의 6勺 7杪에 해당한다"고 말한다. 辯論이 매우 박식한데 唐立三의 『吳醫匯講』에 자세히 실려 있다.

【原文】

又按: 先生作『醫學源流論』, 謂人蔘之價十倍于昔, 越十年而作是書, 蔘價于增十倍矣. 是以諄囑[368]醫人, 用須謹愼. 而數十年銀價日高, 蔘價愈湧, 較之先生之所謂貴者, 又不覺更貴二十倍矣. 且佳蔘日罕, 僞物日多,

---

365) 考核(고핵): 심사하다.

366) 唐立三(당립삼): 淸代 末期의 醫家로서 本名은 唐大烈이다. 江蘇省 蘇州人으로 일찍이 典獄官으로 있으면서 獄中에 있는 罪人들의 病을 진료했다

367) 吳醫匯講(오의회강): 1792~1801년 사이에 淸代의 唐大烈이 輯錄, 刊行했다. 中國 최초의 醫學刊行物 성격을 띤 책으로 매년 1卷씩 간행되었다. 浙江지역 醫家들이 발표한 100여 편의 글을 모았는데, 내용은 醫學理論·主題討論·經驗方 交流·考證·筆記·書評 등이다.

368) 諄囑(순촉): 간곡하게 부탁하다.

稍有人心, 愼毋輕用.

【譯】

又按: 徐大椿 선생의 『醫學源流論』에서는 '과거에 비해 人蔘의 가격이 10배가 비싸다'고 말했는데, 10년이 지나 이 책이 지어졌으니 人蔘의 가격은 10배가 더 올랐다. 따라서 의사들은 人蔘 사용에 반드시 신중할 것을 간곡히 부탁하였다. 수십 년 동안 銀의 가격은 날로 비싸졌고 人蔘 가격은 더욱 치솟았으니 先生께서 人蔘이 비싸다고 말한 것과 비교해 보면 20배 이상 비쌀지도 모른다. 또한 좋은 人蔘은 점차 보기 힘들어지고 가짜 人蔘이 날로 많아지니 조금이라도 人情이 있다면 가볍게 쓰지 않도록 신중해야 한다.

【原文】

又紀文達公『筆記』云: 虛證種種不同, 而人蔘之性則專有所主, 不通治各證. 以臟腑而論, 蔘惟至上焦・中焦, 而下焦不至焉. 以營衛而論, 蔘惟至氣分而血分不至焉. 腎肝虛與陰虛而補以蔘, 庸有濟乎? 豈但無濟, 亢陽不更煎鑠乎? 且古方有生蔘・熟蔘之分, 今采蔘者得卽蒸之, 何處得有生蔘乎? 古者蔘出于上黨[369], 秉中央土氣, 故其性溫厚, 先入中宮. 今上黨氣竭, 惟用遼蔘[370], 秉東方春氣, 故其性發生, 先升上部. 卽以藥論, 亦各有運用之權, 醫者審之.

【譯】

또한 紀文達公의 『筆記』에서는 "虛證의 종류는 다양하고 人蔘의 藥性은

369) 上黨(상당): 秦나라 때 郡名으로 지금 山西省 동남부의 땅이다. 지역이 매우 높아서 옛날에 '與天爲黨'한다는 說이 있었으므로 이름하였다고 한다. 이 지역에서 産出되는 人蔘을 '上黨蔘' 또는 '黨蔘'이라고 한다. 이 중 紫團山에서 생산되는 人蔘인 紫團蔘은 唐 以來 人蔘의 최상품으로 전해진다.

370) 遼蔘(요삼): 遼東 地方에서 産出된 人蔘을 말한다.

전적으로 主治하는 것이 있으므로 人蔘이 각각의 證을 通治할 수는 없다. 臟腑로 논해 보면, 人蔘은 上焦·中焦에만 이르지 下焦에는 이르지 못한다. 營衛로 논해 보면, 人蔘은 氣分에만 이르고 血分에는 이르지 못한다. 이런데 肝腎虛와 陰虛에 人蔘으로 補한들 무슨 치료가 되겠는가? 치료되지 않을 뿐만 아니라 過亢된 陽이 陰津을 태워 없애 버리지 않겠는가? 그리고 古方에서는 生人蔘과 熟人蔘을 구분했지만, 요즘은 人蔘을 채취하는 사람들이 채취하자마자 쪄 버리고 있으니 어디서 生人蔘을 구할 수 있겠는가? 옛날에는 人蔘이 上黨에서 나왔는데, 上黨은 본래 中央의 土氣를 간직하고 있으므로 그 性이 溫厚하며 몸에 흡수되면 먼저 中宮으로 들어갔다. 요즘 上黨의 땅기운은 다 고갈되어 遼蔘만을 쓰는데, 遼蔘은 東方 春氣를 간직하고 있으므로 그 性이 發生하며 먼저 상부로 올라간다. 즉, 藥으로 논해 보면 이 두 가지 人蔘은 각각 운용의 특징이 있으므로 의사는 자세히 살펴야 한다"고 말한다.

【原文】

雄按: 曩時醫皆備藥, 今則醫與藥分, 亦可以見世道人心之不古也. 從此用藥者 不識藥, 而僞藥日多矣. 然藥者治病之物, 猶治亂之干戈, 故曰: 用藥如用兵. 補偏救弊, 用貴得宜, 量體裁衣, 法隨時變, 如急病重證, 非大劑無以拯其危. 繆氏所謂虜荊非六十萬人不可也[371]. 而熟于世故之徒,

---

371) 虜荊非六十萬人不可: 『續名醫類案』 8권에서 繆仲淳이 陽明病을 竹葉石膏湯 大劑로 치료한 후 "虜荊非六十萬人不可 李信二十萬則奔還矣"라고 말한다. 이 말은 원래 『史記』에 나온 말이다. 秦나라에 李信이란 장군이 있었는데 나이는 어리지만 일찍이 燕나라 태자 丹을 연수까지 쫓아가서 붙잡았으니 진시황은 그를 현명하며 용맹하다 여겼다. 진시황이 李信에게 "나는 荊나라를 얻길 원하는데 장군은 몇 명의 군사가 필요한가?"라 묻자 李信은 "20만 명만 있으면 됩니다"라고 대답했고, 같은 질문을 받은 王翦은 "60만이 아니면 안 됩니다"라고 대답한다. 진시황은 "왕장군은 이제 늙어서 겁이 많아졌군. 이 장군은 늠름하고 용맹스러우니 그의 말대로 하면 될 것이다"라고 하고는 李信과 蒙恬에게 20만의 군사를 이끌고 荊나라를 정복하도록 명한다. 이에 王翦은 자기의 말이 소용이 없었으므로 병을 핑계 삼아 潁陽 땅으로 돌아갔

輒以無關痛痒[372]之藥，爲避濕推乾之計，宜乎爲史搢臣所訶責矣. 設輕疾緩疴，暨病後之調理，當以小劑徐爲疏瀹[373]者，反肆投峻補以邀功，每至藥過病所，誅罰無過[374]，或樞機[375]窒滯，厥疾[376]不瘳，盖未明『內經』'食養盡之[377]"之義也. 況肉雖多，聖人猶云不可勝食氣，豈攻病之草木，反可使之勝食氣乎? 『古今醫案』載葉天士治朱懷音案云: 渠用貴重之藥，必自信爲名醫，但多費病家之財，與病毫無干涉，卽庸醫也. 及觀徐公之論，則雖用對證之藥，尚須審其貧富，況與病無涉者而可多費其財耶? 奈世人樂于溫補，富貴之家，恥服賤藥，若愚人不諳藥性者，惟以價貴爲良，賣藥之家，又雌黃[378]其口，輒以善用貴藥者而揄揚[379]之，故無識之徒，但求其術之行，不求其道之明，遂甘爲庸醫而不辭，良可慨已.

【譯】

王士雄의 按: 과거에는 의사가 모두 약을 준비했지만 지금은 醫와 藥이

다. 李信의 군대는 荊나라 군사들에게 대패하고 결국 진시황은 다시 王翦에게 사과하고 그에게 60만의 군사를 주어 荊나라를 차지하게 된다.

372) 無關痛痒(무관통양): 아프지도 가렵지도 않다. 자신의 이해와 아무런 관계가 없다.

373) 疏瀹(소약): 하천을 治水하다. 깨끗이 함.

374) 誅罰無過(주벌무과): 죄도 없는데 벌을 주다. 『素問 · 離合眞邪論』에 나온다.

375) 樞機(추기): 문지도리와 쇠뇌의 발사 장치로 사물의 關鍵을 의미한다. 여기서는 인체 氣血의 흐름을 말한다.

376) 厥疾(궐질): 그 病이라고 하는 것은 일반적인 通稱이다. 厥의 뜻은 通屈, 즉 屈한 데서 通한다는 뜻이다. 따라서 厥疾이란 屈한 데서 通해야 할 병이니 難治病이란 말이다.

377) 食養盡之(식양진지): 『素問 · 五常政大論』에 나온다. 원문은 '帝曰 有毒無毒, 服有約乎? 歧伯曰 病有久新 方有大小 有毒無毒 固宜常制矣. 大毒治病 十去其六 常毒治病 十去其七 小毒治病 十去其八 無毒治病 十去其九. 穀肉果菜 食養盡之 無使過之 傷其正也. 不盡 行復如法'이다.

378) 雌黃(자황): 옛사람이 黃紙에다 글씨를 쓰다가 잘못 쓴 것이 있으면 雌黃을 칠하여 지우고 그 위에 訂正하는 文字를 쓴 데서 유래된 말로 '첨가 · 삭제하다' '詩文의 글귀를 고치다'는 뜻이다.

379) 揄揚(유양): 극구 칭찬하다. 찬양하다.

구분되어 있고 아울러 세상 물정과 인심도 과거와는 다름을 보게 된다. 藥을 다룬다는 사람들은 藥을 제대로 알지 못하고, 가짜 藥들은 날로 많아지고 있다. 한편, 藥이란 병을 치료하는 것으로 亂을 다스리는 兵器에 비유될 수 있으므로 '藥을 쓰는 것은 병사를 부리는 것과 같다'고 말을 한다. 치우침을 補해서 질병을 구할 때는 그 쓰임이 적합해야 하고, 옷을 재단하듯 환자의 몸을 살피며, 治法은 때에 맞추어 변해야 한다. 가령 急病이나 重證에는 大劑가 아니면 그 위급한 상황을 구할 수 없으니 繆氏는 이를 두고 "荊을 얻으려면 60만의 군사가 아니면 안 된다"고 말했다. 하지만 세상물정에 밝은 무리들은 病證과는 아무런 상관이 없는 약물로 그럴듯한 치료약이라는 계책을 삼으니 진정한 의사라면 따끔히 꾸짖어야 할 것이다. 한편, 가벼운 질환이나 완만한 병 및 病後의 調理는 小劑로 서서히 깨끗이 해야 하는데, 오히려 함부로 峻補藥으로 효과를 보려고 해서 매번 藥이 病所보다 지나쳐 죄도 없는 것을 誅罰하거나 氣血의 흐름이 鬱滯되어 그 질환이 낫지 않게 되니 『內經』의 '음식으로 奉養하면 충분하다'는 뜻에 밝지 못하기 때문이다. 孔子는 "고기가 많더라도 밥보다 많이 먹지 말라"고 말했는데 어떻게 병을 치료하는 藥草가 밥보다 많을 수 있겠는가? 『古今醫案』의 葉天士가 朱懷音을 治療한 醫案에는 '비싼 藥을 사용하면서 반드시 스스로를 名醫라고 자신하지만 병든 사람 집안의 재산만을 많이 축내면서 병의 치료와는 털끝만큼도 관계가 없으니 바로 돌팔이 의사이다'라고 기록되어 있는데, 洄溪 선생은 '證에 맞는 藥을 쓰더라도 반드시 환자의 貧富를 자세히 살펴야 한다'고 論하고 있으니 어떻게 病과 아무런 관계도 없는 藥을 써서 그 재산을 축낼 수가 있겠는가? 왜 세상 사람들은 溫補하길 좋아하고 富貴한 집안에서는 값싼 藥의 복용을 賤하게 여기는가? 어리석은 사람은 藥性도 기억하지 못하면서 값비싼 藥만을 좋다고 여기고, 藥 파는 사람 역시 제멋대로 말을 만들어 값비싼 藥을 쓰는 사람을 칭찬하니, 무식한 사람들은 단지 쓸 만한 기술만 찾고 그 이치의 밝음을 구하지 않아 결국 돌팔이 의사가 되고 만다. 심히 한탄스럽다.

【疏】

1錢이 3.75g이 되고, 1兩이 37.5g이 된 것은 唐 이후에 정해진 度量衡에 의해서이다. 그러므로 後漢 말엽의 1兩은 오늘날의 1兩과는 다르다. 傷寒論에 쓰인 1兩은 약 13.9g으로 요즘보다 훨씬 적은 量이다. 이처럼 唐代 이전의 醫書에 적힌 兩·升·合 등의 度量衡이 오늘날과는 다르다는 사실을 알고 있어야 한다.

옛 책을 참고하여 약재의 用量을 정할 때 도량형이 바뀌었다는 사실을 잊어서는 안 되며, 관행적으로 답습하던 처방들 역시 君臣佐使의 약재별로 나누어 약의 용량을 다시 살펴보아야 한다. 즉, 立方할 때 들어가는 약물을 각각 單方으로 달여서 의사가 그 약들의 氣味를 직접 맛보고 느껴야 한다. 각각의 약물이 가지는 고유한 맛과 강한 기운을 의사가 직접 느낀다면 결코 무심히 옛 처방을 베껴 大劑를 만들어 쓸 수는 없을 것이다.

본초 답사를 처음 시작하는 학생들과 산이나 들로 나가면, 흔히 볼 수 있는 細辛·半夏·天南星·白朮 등을 캐서 맛보게 한다. 칼로 손톱만큼씩 얇게 잘라서 씹어 먹어 보면, 특히 半夏나 南星을 먹고 난 후 5분 내에 그 강력한 약효에 모두 놀라게 된다. 한번만 그런 경험을 해 보면 다음부터는 어떤 약이든 함부로 처방을 하지 못하게 되고, 기존의 모든 처방들을 새로운 눈으로 다시 바라보게 된다. 半夏를 맛본 후 半夏瀉心湯을 살펴보면 半夏의 용량이 상당히 많다는 사실을 느끼게 된다. 한두 첩이라도 病證에 맞게 쓰면 반드시 효과가 있을 것이고, 誤投하면 환자가 크게 다칠 수 있다는 것을 깨닫게 된다. 그동안 쉽게 한두 돈씩 처방하던 각종 약재들의 약량에 대해 다시 살펴야 하는 것이다.

약물의 용량을 낮추는 것뿐만 아니라 한 가지 처방 속에 들어가는 약재의 종류 또한 줄여야 한다. 補法을 제외한 대부분의 治法에서 약재 가짓

수가 많을수록 그 효과는 산만해진다. 仲景 선생의 醫方을 참고로 한다면 10가지 이상의 약재는 곤란하다. 약재의 수가 적어지면 한 처방의 약재 총량도 적어진다. 총량은 적지만 오히려 강력한 약효를 발휘하므로 올바른 治病의 길이고, 환자의 부담 역시 줄일 수 있게 된다.

煎藥服藥法

【原文】

煎藥之法各殊, 有先煎主藥一味, 後入餘藥者; 有先煎衆味, 後煎一味者; 有用一味煎湯以煎藥者; 有先分煎後幷煎者; 有宜多煎者; 補藥皆然. 有宜少煎者; 散藥皆然. 有宜水多者; 有宜水少者; 有不煎而泡漬者; 有煎而露一宿者; 有宜用猛火者; 有宜用緩火者. 各有妙義, 不可移易[380]. 今則不論何藥, 惟知猛火多煎, 將芳香之氣散盡, 僅存濃厚之質, 如煎燒酒者將糟久煮, 則酒氣全無矣. 豈能和營達衛乎? 須將古人所定煎法, 細細推究而各當其宜, 則取效尤捷. 其服藥亦有法, 古方一劑必分三服, 一日服三次, 幷有日服三次·夜服三次者. 盖藥味入口, 卽行于經絡, 驅邪養正, 性過卽已, 豈用間斷? 今人則每日服一次, 病久藥暫, 此一暴十寒[381]之道也.

【譯】 煎藥·服藥法

약을 달이는 방법은 다양하다. 먼저 한 가지 主藥을 달인 후에 나머지 藥을 넣는 방법, 먼저 여러 가지 藥을 달인 후에 한 가지 藥을 넣고 달이는 방법, 한 가지 藥을 달인 물로 다른 藥을 달이는 방법, 먼저 각각의 약물을 따로 달인 후에 이를 합해서 같이 달이는 방법도 있다. 모든 補藥의 경우처럼 오래 달여야 하는 경우, 모든 發散藥의 경우처럼 조금 달여야 하는 경우도 있다. 물이 많아야 하는 경우와 물이 적어야 하는 경우, 달이지

---

380) 移易(이역): 움직이다. 변경하다. 바꾸다.

381) 一暴十寒(일포십한): 草木을 기를 때 하루만 볕에 쬐고 열흘은 응달에 둔다는 말로 원래 단 하루만 일하거나 공부하고 열흘이나 노는 게으름을 비유한다. 『孟子·告子上』의 '雖有天下易生之物也 一日暴之 十日寒之 未有能生者也'에서 기원한다.

않고 藥을 물에 담가 불리는 경우, 달여서 하룻밤을 밖에 두는 경우, 달일 때 火力이 강해야 하는 경우와 은근한 불로 달이는 경우 등 이들 방법에는 각각 오묘한 뜻이 있어 바뀔 수 없다. 요즘은 어떤 藥이든지 오직 센 불로 오래 달이는 것만 아는데, 이렇게 하면 藥의 芳香性 氣는 다 날아가 버리고 濃厚한 質만 겨우 남게 된다. 예를 들어, 소주를 달일 때 술지게미를 오래 달이면 술기운은 날아가 완전히 없어지게 되는데, 이런 술이 어떻게 營氣를 調和하고 衛氣에 도달하겠는가? 반드시 古人이 정한 藥 달이는 방법을 자세히 推究해서 각각 적합한 바를 따르면 효과는 훨씬 빨라진다. 한편, 藥의 복용에도 방법이 있으니 古方의 1劑는 반드시 3번에 나누어 복용하는데, 하루 3번 복용하는 경우 및 낮에 3번, 밤에 3번 복용하는 경우도 있다. 대개 약 기운이 입에 들어가면 바로 經絡에서 行하여 邪氣를 몰아내고 正氣를 기르는데, 그 藥의 性은 지나가면 그뿐이니 어떻게 약을 중간에 끊어지게 쓸 수 있겠는가? 요즘 사람들은 하루에 한 번만 藥을 복용하는데, 病은 오래되고 藥은 잠시 작용하니 하루 동안 열심히 일하고 열흘을 노는 이치와 다를 바 없다.

【原文】

又有寒熱不得其宜, 早暮不合其時, 或與飮食相雜, 或服藥時即勞動冒風, 不惟無益, 反能有害. 至于傷寒及外證・痘證, 病勢一日屢變, 今早用一劑, 明晩更用一劑, 中間間隔兩晝一夜, 經絡已傳, 病勢益增矣. 于發散之劑, 必暖覆令汗出, 使邪從汗散, 若不使出汗, 則外邪豈能內消, 此皆淺易之理, 醫家・病家皆所宜知也. 又惡毒之藥不宜輕用, 昔神農遍嘗諸藥而成『本草』, 故能深知其性. 今之醫者于不常用之藥, 亦宜細辨其氣味, 方不至于誤用. 若耳聞有此藥, 幷未一嘗, 于不細審古人用法, 而輒以大劑灌之, 病者服之, 苦楚萬狀, 幷有因此而死者, 而已, 亦茫然不知其何故. 若能每味親嘗, 斷不敢冒昧試人矣. 此亦不可不知也.

【譯】

또한 藥의 寒熱이 적합하지 않거나, 아침 저녁 복용 시간이 적당치 않거나, 음식과 같이 복용하거나, 服藥 후에 바로 勞動하고 바람을 쐬면 무익할 뿐만 아니라 오히려 해가 된다. 그리고 傷寒 및 外證·痘證에 있어서는 병세가 하루에도 몇 번씩 변하는데, 요즘에는 아침에 藥 1劑를 쓰고 다음날 저녁에 다시 1劑밖에 쓰지 않으니 그 사이인 2번의 낮과 1번의 밤에는 經絡에 전해진 藥 기운이 다 없어져 병세는 더욱 심해지게 된다. 發散하는 처방의 경우는 반드시 몸을 따뜻하게 해서 땀을 냄으로써 邪氣가 땀을 따라 흩어지게 해야 하니, 發散하는 처방을 복용하고도 땀을 내지 않으면 어떻게 外邪가 내부에서 해소될 수 있겠는가? 이는 모두 平易한 이치로 의사와 환자 모두 반드시 알아야 한다. 한편, 藥性이 강한 약물은 함부로 쓰지 말아야 한다. 옛날 神農氏는 모든 藥을 전부 직접 맛보고 나서 『神農本草經』을 저술하였으므로 그 藥性을 깊게 알 수 있었으니 요즘의 의사들은 常用하지 않는 藥이라도 그 氣味를 자세히 변별해두어야 誤用하지 않을 수 있다. 어떤 藥이 있다고 귀로만 들었을 뿐 전혀 맛을 보지 않고 古人의 用法을 자세히 살피지도 않은 채 바로 大劑를 지어 쏟아 넣는다면 이를 복용한 환자는 심한 고통을 받을 뿐만 아니라 이로 인해 죽을 수도 있는데, 이렇게 죽었다면 무슨 까닭으로 죽었는지 역시 전혀 알 수 없을 것이다. 만약 모든 약물을 직접 맛보았다면 절대 경솔하게 사람에게 시험하지 못할 것이니 이 또한 반드시 알아야 하는 사항이다.

【原文】

張按: 熊三拔[382)]『泰西水法[383)]』云 凡諸藥系草木果瓜穀菜諸部具有水性

382) 熊三拔(우르시스): 1575~1620년. 이탈리아 제수이트회 선교사로 본명은 Sabbathino de Ursis(중국명 熊三拔)이다. 마테오리치 사망 이후 예수회는 중국의 선교활동에 서양과학 지식이 크게 활용된다는 것을 인식하여 당대의 일류 과학자들을 파견했는데, 그 중 한 인물이다. 저서로는 水利와 수력법을 설명한 『泰西水法』『表度設』『簡平儀設』이 있다.

者, 皆用新鮮物料, 依法蒸餾得水, 名之爲露, 以之爲藥, 勝諸藥物. 何者? 諸藥旣乾旣久, 或失本性, 如用陳米作酒, 酒力無多, (若不堪久藏之物, 尤宜蒸露密貯.) 若以諸藥煎爲湯飮, 味故不全. 間有因煎失其本性者, 若作丸散, 幷其渣滓下之, 亦恐未善. (然峻厲猛烈之品, 不得不丸以緩之.) 凡人飮食, 盖有三化, 一曰火化, 烹煮熟爛; 二曰口化, 細嚼緩咽; 三曰胃化, 蒸變傳化. 二化得力, 不勞于胃, 故食生冷, 大嚼急咽, 則胃受傷也. 胃化旣畢, 乃傳于脾, 傳脾之物, 悉成乳糜, 次乃分散達于周身, 其上妙者化氣歸筋, 其次妙者化血歸脈, 用能滋益精髓, 長養肌體, 調和營衛. 所云妙者, 飮食之精華也, 故能宣越流通, 無處不到, 所存糟粕, 乃下于大腸焉. 用丸散, 皆乾藥合成, 精華已耗, 又須受變于胃, 傳送于脾, 所沁入宣布, 能有幾何? 其餘悉成糟粕下墜而已. 若用諸露, 皆是精華, 不待胃化脾傳, 已成微妙 此蒸餾所得, 旣于諸物體中最爲上分, 復得初力, 則氣厚勢大焉, 不見燒酒之味濃于他酒乎? 余謂此說極有理, 醫者不可不知, 故節錄于此. 而養胃之道, 尤當深味焉. 其論汗溺海水等說, 及人身說概, 皆有可取, 學者亦宜參考也.

【譯】

張柳吟의 按: 우르시스는 『泰西水法』에서 "草木, 果瓜, 穀食, 菜蔬 등 여러 부위에 물기가 있는 모든 藥의 경우 신선한 것을 재료로 써서 法에 따라 증류한 뒤 얻은 물기를 '露'라 하는데, 이 '露'를 藥으로 쓰면 훨씬 효과가 좋은 이유는 무엇인가? 모든 약은 이미 물기 없이 메마르고 오래되면 본성을 잃을 수 있기 때문이다. 가령 해가 지난 묵은 쌀로 술을 만들면

383) 泰西水法(태서수법): 중국 明나라 말인 1629년에 李之藻가 西學書를 모아 간행한 『天學初函』은 중국에 전래된 초기 예수회에 의해 한문으로 저술된 글을 모은 책으로 天主教學部인 理篇과 西洋科學部인 器篇으로 나뉜다. 器篇에는 水利와 수력법을 설명한 우르시스(熊三拔)의 『泰西水法』『表度說』『簡平儀說』, 마테오리치의 『渾蓋通憲圖說』『幾何原本』『同文算指』『圜容較義』『測量法義』『測量異同』『句股義』, 디아스의 『天問略』 등 11종이 있다.

술의 힘이 많지 않다(특히, 오래 저장하기 힘든 약물이라면 증류해서 露劑를 만들어 밀봉·저장해야 한다). 또한 藥을 달여 湯으로 마셔도 藥의 氣味가 온전하지 못하다. 간혹 달이는 것 때문에 그 藥의 本性을 잃는 경우가 있어 丸劑나 散劑로 만들기도 하지만, 찌꺼기를 함께 먹기 때문에 좋지 않을 우려가 있다(하지만 성질이 峻烈하고 사나운 약물은 부득이 丸劑로 만들어 성질을 완만하게 해야 한다). 일반적으로 사람이 먹는 음식은 대략 세 가지의 化를 거치는데, 첫째는 음식을 삶고 끓여 익혀서 물렁물렁하게 만드는 '火化'이고, 둘째는 음식을 씹어 잘게 부순 뒤 천천히 삼키는 '口化'이며, 셋째는 음식을 胃에서 蒸變시켜 傳化하는 '胃化'이다. 앞에 두 가지 化가 제대로 이루어지면 胃는 자연히 부담을 덜게 되지만, 生冷한 음식을 먹거나 대충 씹어 급히 삼키면 胃가 손상을 입는다. '胃化'를 마치면 脾에 전달되는데, 脾에 전달된 음식은 전부 乳糜가 된 다음 전신에 分散되어 도달한다. 乳糜 중 가장 妙한 것은 氣로 化하여 筋으로 들어가고, 그 다음 妙한 것은 血로 化하여 脈으로 들어가서 精髓를 滋益하고 신체를 길러 주며 營衛를 調和한다. 이른바 '妙'란 음식의 精華이므로 잘 퍼지면서 流通해서 이르지 못하는 곳이 없으며, 남게 되는 糟粕은 大腸으로 내려간다. 丸劑·散劑를 쓴다면 모두 물기가 없이 메마른 藥들을 합해 만들기 때문에 精華가 이미 消耗된 데다가 반드시 胃에서 變化를 거쳐 脾로 傳送될 터이니 吸收되어 宣布되는 精華가 얼마나 되겠는가? 宣布되지 못한 나머지는 전부 糟粕이 되어 아래로 배출될 뿐이다. 露劑를 쓴다면 모두 精華이므로 胃化와 脾傳의 과정을 거치지 않아도 이미 精微로운 형태일 뿐만 아니라 증류해서 얻기 때문에 모든 物體 중 가장 윗부분이 됨으로써 다시 原來의 힘을 얻게 될 터이니 氣가 두텁고 힘 또한 클 것이다. 소주의 맛이 다른 술보다 진한 것을 모르는가?"라고 말했다. 내가 볼 때 이는 매우 옳은 이치의 說로서 의사라면 당연히 알아야 하므로 여기에 기록했는데, 특히 養胃하는 방법은 더욱 깊이 음미해야 한다. 그의 이론 중 '汗溺海水' 등의 說 및 '人身說'은 모두 받아들일 만한 이론이니 배우는 사람은 이 역시 참고해야 한다.

【原文】

雄按: 凡藥之露一宿服者, 取秋露水入藥, 以治暑熱也. 緣暑爲天之陽邪, 露乃天之凉氣, 淸凉肅降, 炎署潛消, 道本自然, 勝諸藥石. 月令白露降, 天氣始肅, 蓋立春以後, 地氣漸以上升, 夏月之露, 不從天降, 東坡詩'露珠夜上秋禾根[384]"是也. 云秋禾者, 以禾登在秋, 而夜上之露, 實指夏月地氣升騰, 滋養萬物之露也. 無識之人, 夏月露藥, 豈不可笑! 更有以暑爲陰邪者, 尤悖謬之極矣.

【譯】

王士雄의 按: 일반적으로 藥을 하룻밤 동안 이슬에 맞추어 복용하는 것은 가을 이슬이 藥에 들어가게 해서 暑熱을 치료하는 방법이다. 왜냐하면 暑邪는 하늘의 陽邪이고 이슬은 하늘의 凉氣로서 淸凉이 肅降하면 炎暑가 潛消함은 자연의 이치에 근본을 둔 道이기 때문에 어떤 藥石보다 효과가 뛰어나다. 月令이 白露가 되어야 天氣는 비로소 肅降하므로 대개 立春 이후 地氣가 점차 上升해서 생기는 여름철 이슬은 하늘에서부터 내려온 것이 아니다. 東坡의 "여름과 가을이 교차할 때 벼의 뿌리로부터 밤이슬이 올라오는구나!"란 詩가 이를 읊은 것이다. 이른바 '秋禾'란 가을에 벼가 올라오기 때문에 한 말이고, 밤에 올라오는 이슬방울은 실제로는 여름철에 地氣가 升騰해서 만물을 滋養하는 이슬을 가리킨다. 無識한 사람들은 여름철에 藥을 이슬에 맞춘다고 하니, 이 얼마나 웃긴 말인가? 게다가 暑邪를 陰邪로 여기고 있으니 더욱 심한 오류의 극치이다.

---

384) 露珠夜上秋禾根: 詩題는 '和子由次月中梳頭韻'으로 원문은 '夏畦流膏白雨翻 北窗幽人臥羲軒. 風輪曉長春笋節 露珠夜上秋禾根. 從來白髮有公道 始信丹經非妄言'이다. 宋代 王十朋은 『東坡詩集註 · 別集類二』에서 "여름철에서 가을철로 넘어가는 시기에 벼는 비로소 결실을 맺는데, 황혼에 달이 떠오르면 벼의 뿌리에서 이슬이 올라와 방울져 맺힌다"고 注하였다.

【疏】

銀翹散은 각종 原因不明의 熱이나 高熱에 탁월한 효과를 내는 解熱의 名方이다. 하지만, 일반 湯藥 달이듯이 銀翹散을 달인다면 전혀 효과가 나지 않는다. 銀翹散의 煎湯方法은 다음과 같다. 먼저 모든 약재를 麤末해야 하는데, 특히 牛蒡子는 껍질이 잘 깨졌는지 확인해야 한다. 그런 다음 약을 달이는데, 물이 끓기 시작한 후 약 3분이 경과하면 불을 끈다. 그것으로 약은 다 달여진 것이고 去滓하여 湯液을 복용하면 된다. 당연한 이야기지만, 薄荷나 荊芥를 오래 달이면 辛涼한 芳香의 藥性이 다 날아가 버리기 때문에 이렇게 달여야 한다.

때문에 山藥같이 전분이 많은 약은 하룻밤 물에 불려 약재를 무르게 해서 속까지 잘 달여지게 해야 하고, 大黃 같은 약은 後下하여 탄닌 성분이 우러나지 않게 해야 한다. 음식을 요리할 때도 각각의 재료와 양념별로 순서를 지키듯이, 煎藥 역시 모든 약재들의 속성을 잘 파악해서 원칙을 지키면 보다 탁월한 효능이 나타나는 것은 당연한 일이다.

迎 醫

【原文】

疾病爲生死相關, 一或有誤, 追悔無及, 故延醫治病, 乃以性命相托也, 何可不加意[385]愼擇, 如無的確可信之人, 寧可不服藥以待命. 乃世人獨忽于此, 惟以耳爲目, 不考其實學何如, 治效何若, 聞人稱說, 卽延請施治, 服藥無效, 毫不轉念, 甚而日重一日, 惟咎已病之難痊, 不咎藥者之貽誤. 孰知藥果[386]中病, 卽不能速愈, 必無不見效之理, 不但服後奏功[387], 當服時已有可徵者. 如熱病服凉藥, 寒病服熱藥之類, 聞其氣已馨香可愛, 入于口卽和順安適. 如不中病之藥, 則聞其氣必厭惡, 入于腹必懊憹. 『內經』云[388]: 臨病人, 問所便. 此眞訣也. 今人則信任一人, 卽至死不悔, 其故莫解, 想必冥冥之中有定數也. 又有與此相反者, 偶聽人言, 卽求一試, 藥未盡劑[389], 又易一醫, 或一日而請數人, 各自立說, 茫無主張, 此時卽有高明之人, 豈能違[390]衆力爭, 以遭謗忌, 亦惟隨人唯諾[391]而已. 要知病之傳變, 各有定期, 方之更換, 各有次第, 藥石亂投, 終歸不治. 二者事異而害同, 惟能不務虛名, 專求實效, 審察精詳, 見機明決, 庶幾不以性命爲兒戲矣.

---

385) 加意(가의): 특별히 주의하다.

386) 果(과): 과연. 참으로. 혹시. 만약.

387) 奏功(주공): 효과를 얻다. 효과가 발생하다. 奏效하다.

388) 『靈樞·師傳 第二十九』에서는 "黃帝曰 順之奈何?"란 물음에 "岐伯曰 入國問俗 入家問諱 上堂問禮 臨病人問所便"이라고 대답한다. 임상에서 어떻게 하면 환자를 편안하게 할 수 있을까 하는 물음이다. "黃帝曰 便病人奈何? 岐伯曰 夫中熱消癉則便寒 寒中之屬則便熱" 등과 같은 대화가 이어진다.

389) 劑(제): 淸代의 醫書에 劑의 의미는 한 첩을 말하고 한 첩은 하루분량이다.

390) 違(위): 어기다. 거스르다. 따르지 않다.

391) 唯諾(유낙): 응. 그래. 좋아. 대답하는 소리. 唯唯諾諾; '예! 예!' 하고 대답하다.

【譯】 迎醫

질병이란 生死가 걸린 문제라서 조금이라도 잘못이 있으면 후회해도 소용 없다. 따라서 의사를 불러 병을 고치는 것은 바로 生命을 맡기는 일인데, 어떻게 주의해서 신중히 선택하지 않을 수 있겠는가? 확실히 믿을 만한 의사가 아니라면 차라리 藥을 복용하지 않고 자기 命대로 기다리는 편이 낫다. 그러나 세상 사람들은 유독 이런 사실을 소홀히 해서 (어떤 의사에 대해) 들은 소문을 본 것처럼 여기니 그 의사의 실제 학문의 깊이가 어떤지, 치료능력이 어떤지는 전혀 고려하지 않은 채 다른 사람들의 말만 듣고 의사를 초빙해서 치료를 부탁하고 있다. 이러니 藥을 먹고 효과가 없어도 전혀 마음을 바꿀 생각을 하지 않고, 심지어 날이 갈수록 병이 심해져도 단지 이미 낫기 힘든 병이라고만 탓하지 藥을 잘못 주었다고 탓하지는 않는다. 藥이 병에 적중한다면 速效는 없더라도 반드시 효과가 보인다는 이치를 누가 알겠는가? 藥을 복용한 후 효과가 생기는 것뿐 아니라 藥을 복용할 때 이미 검증할 수 있는데, 만약 熱病에 凉藥을 복용하고, 寒病에 熱藥을 복용한다면 藥 냄새만 맡아도 벌써 그 향기가 사랑스럽고 입으로 들어가면 기분이 좋고 편해지지만, 病에 맞지 않는 藥이라면 냄새만 맡아도 역겹고 복용하면 반드시 懊憹가 생기게 된다. 『內經』에서도 '환자를 대하면 편한 바를 묻는다'고 하였으니, 이는 실로 훌륭한 말이다. 요즘 사람들은 한 명의 의사만을 신임하니, 죽게 되어도 후회하지 않고 그 까닭도 모르면서 반드시 자신의 命數가 정해져 있다고 생각한다. 한편, 이와는 정반대의 사람들도 있는데, 그들은 우연히 다른 사람들의 말을 들으면 즉시 일단 시험해 보면서 藥 한 첩도 다 먹지 않은 채 다시 의사를 바꾼다. 혹은 하루에도 몇 명의 의사들을 불러 저마다 자기 말을 내세우고 막연한 주장을 펼치게 하는데, 이런 경우라면 高明한 의사가 있더라도 어떻게 여러 사람들과 다투어 비방과 질투 속에 빠질 수 있겠는가? 그 역시 그들을 따라 '그래, 그래' 할 뿐이다. 病의 傳變에는 각각 정해진 시간이 있고, 처방을 바꾸는 데는 각각의 순서가 있으니, 藥을 난잡하게 투여하면 결국 不治에 이르게 된다는 사실을 알아야 한다. 이런 두 가지 경우의 사람들은 하는 짓은 달라도 그 폐해는 똑같다. 의사가 虛名을 위해 힘쓰지 않고, 실질적인 효과만을 구하며, 정밀하고 자세히 살펴서 病의 정황을 명확히 결정할 수 있다면 사람의 생명을 가지고 어린아이 장난질하듯 하지는 않을 것이다.

【原文】

張按: 治病難, 患病不易, 故有不服藥爲中醫之說也[392].

【譯】

張柳吟의 按: 病을 고치기도 어렵고 病을 앓는 것도 쉽지 않으니 '藥을 복용하지 않는 것이 중간 정도의 의사는 된다'는 說이 있다.

【疏】

이 글은 환자 및 그 보호자에게 주는 '주의사항'인데, 기본적으로 의사에 대한 不信이 전제되어 있다. 의사를 믿지 말고 자기 목숨은 스스로 알아서 잘 챙기라는 뜻이다. 당시에 돌팔이가 얼마나 많았으면 이런 글이 나왔을까 싶다. 하지만 어떻게 일반인이 의사를 평가하고 그 실력을 파악할 수 있겠는가? 특히 요즘처럼 엄격한 의료제도하에서 돌팔이에 대한 규제가 철저한 시대에는 적합하지 않은 글로 보인다.

다만, 病證에 부합하는 처방은 약 냄새의 好惡 여부만으로도 알 수 있다는 말은 稽考의 여지가 많다.

---

392) 不服藥爲中醫之說: '의사를 위해서 약을 먹지 않는다'는 냉소적인 해석도 가능한데, '小兒'篇 王士雄의 말에 '不服藥爲中醫之義'라는 표현을 참고할 때, 적합하지는 않다고 본다.

秘 方

【原文】

古聖設立方藥專以治病, 凡中病而效者卽爲秘方, 幷無別有奇藥也. 若無病而服藥, 久則必有偏勝之害, 或有氣血衰弱藉[393]藥滋補, 亦必擇和平純粹之品, 審體氣所偏而稍爲資助[394]. 如世所謂秘方奇術, 大熱大補之劑, 乃昔人所造以欺人者. 若其方偶與其人相合, 或有小效, 終歸大害; 其不相合者, 無不傷生. 更[395]有一等怪方, 乃富貴人賄[396]醫所造者. 余曾遇一貴公子, 向余求長生方, 余應之曰: 公試覓[397]一長生之人示我, 我乃能造長生之方, 若長生無一人, 則天下無長生之方矣. 其人有慍色[398], 是時適有老醫在其家, 因復向老醫求得之, 乃傲余曰: 長生方某先生已與我矣, 公何獨吝[399]也? 余視其方, 乃聚天下血肉溫補之藥, 故難其制法, 使耳目一新[400]者. 余私謂老醫曰: 先生之長生方從何傳授? 老醫曰: 子無見哂[401], 子非入世行道之人耳. 凡富貴之人, 何求不得, 惟懼不能長生縱欲[402]耳, 故每遇名醫, 必求此方. 若長生方不知, 何以得行其道? 我非有意欺彼, 其如欲應酬[403]于世, 自不得不然耳. 後果得厚酬[404]. 余固知天

393) 藉(자): 借. 의지하다. 기대다.
394) 資助(자조): (재물이나 돈 등으로) 돕다.
395) 更(경): 경험하다. 고치다. 바꾸다.
396) 賄(회): 뇌물. 뇌물을 주다.
397) 覓(멱): 구하다. 찾다.
398) 慍色(온색): 노한 기색. 성난 기색.
399) 吝(린): 인색하다. 쩨쩨하다.
400) 耳目一新(이목일신): 보고 듣는 것이 다 새롭다.
401) 哂(신): 웃다. 미소 짓다. 비웃다.
402) 縱欲(종욕): 욕심대로 하다.
403) 應酬(응수): 응대하다. 교제하다. 사교하다. 접대하다.
404) 酬(수): 여기서는 '보수, 사례금'의 뜻으로 老醫의 應酬라는 표현을 비꼬고 있다.

下所傳秘方, 皆此類也. 此卽文成五利[405]之餘術, 萬[406]勿以爲眞可以長生也, 速死則有之耳. 識此以醒世之求長生而覓秘方者.

【譯】 秘方

옛날 聖人들이 처방을 만든 목적은 오로지 병을 고치기 위해서이니 병에 적중해서 효과가 있으면 秘方이지 절대 기이한 藥이 따로 있는 것은 아니다. 病이 없는데도 藥을 복용한다면 시간이 흘러 반드시 한쪽으로 치우치는 폐해가 생긴다. 혹시 氣血이 衰弱해서 藥의 힘을 빌려 滋補하더라도 반드시 和平하고 순수한 藥을 선택하여 氣의 치우친 상태를 살펴서 조금씩 도와야 한다. 세상에서 말하는 秘方과 奇異한 治療術이란 大熱 大補하는 藥들인데, 이는 옛 方士들이 사람들을 속이려고 만든 것이다. 그 처방이 환자에게 우연히 맞아 조금은 효과가 있더라도 결국은 큰 피해를 보게 되고, 맞지 않으면 반드시 생명을 상하게 된다. 특히 가장 怪異한 처방은 부귀한 사람들이 의사에게 뇌물을 주고 만든 처방이다. 예전에 내가 어떤 귀공자를 만났는데 나에게 長生方을 구하기에 "그대가 長生하는 사람을 찾아서 내게 보여 주면 내가 長生方을 만들 수 있지만, 長生하는 사람이 하나도 없다면 天下에 長生方은 없는 것이오"라고 대답했다. 그는 성난 기색을 보였는데, 때마침 그 집에 있던 어떤 老醫에게 다시 부탁해서 長生方을 얻게 되었다. 이에 오만하게 나에게 "長生方은 어떤 선생이 이미 내게 주었소. 당신은 뭐가 그렇게 유독 인색하시오?"라고 말했다. 내가 그 처방을 보니 온갖 동물성 溫補 약재들을 모은 것으로 만드는 방법이 어렵고 전혀 생소한 것이었다. 내가 슬쩍 老醫에게 "선생의 長生方은 도대체 어디서 전수받은 것이오?"라 물었더니, 그는 "그대는 비웃지 마시오.

---

405) 文成五利(문성오리): 漢代 장군의 이름이다. 前漢 武帝 시절, 귀신을 부리는 方士가 文成將軍 五利將軍에 봉해진 적이 있었다. 이에 燕나라, 齊나라 등 각지에서 많은 方士들이 神仙이 되는 秘方이 있다고 사람들을 속였다. 나중에 이들은 모두 사기죄로 참수되었다.

406) 萬(만): 절대로. 전혀.

그대 역시 속세에서 의사 노릇을 하는 사람이 아니오? 부귀한 사람들이 무엇을 못 구하겠는가마는 특히 욕심대로 오래 살지 못할까 두려워하기 때문에 늘 名醫를 만나면 꼭 長生方을 구하는 것이오. 長生方을 모르고 어떻게 의사 노릇을 하겠소? 내가 그 귀공자를 속이려는 뜻이 있던 것은 아니고, 단지 세상 사람들과 교제하기 위해 부득이하게 그런 것이오"라 말했다. 나중에 과연 그 老醫는 두둑하게 돈을 챙겼다. 나는 세상에 전해지는 秘方이 모두 이런 종류들이란 사실을 잘 알고 있다. 이는 漢나라 때 文成, 五利가 후대까지 남긴 雜術이다. 절대 長生할 수 있다고 하지 말라. 오히려 빨리 죽음이 있을 뿐이다. 이런 사실을 기록해서 세상에서 長生을 구하고 秘方을 찾는 사람들을 일깨우려고 하였다.

【原文】

張按: 『閱微草堂筆記』云 藥所以攻伐疾病, 調補氣血, 而非所以養生, 方士所餌, 不過草木金石, 草木不能不朽[407]腐, 金石不能不消化, 彼且不能自存, 而謂借其餘氣反長存乎? 古詩云 服藥求神仙, 多爲藥所誤. 昔邱處機[408]語元太祖曰 藥爲草, 精爲髓, 去髓添草, 譬如囊中貯金, 以金易鐵, 久之金盡, 所有者鐵耳, 夫何益哉? 卽神仙何嘗不死耶? 蓋生必有死, 物理之常, 爍氣存神, 皆逆而制之者也. 逆制之力不懈, 則氣聚而神亦聚, 逆制之力或疏, 則氣消而神亦消, 消則死矣. 至吐納導引之術雖出丹經, 而非丹經所能盡, 其分刌[409]節度, 妙極微芒[410], 苟無口訣眞傳, 但依法

---

407) 朽(후): 썩다. 부패하다.

408) 邱處機(구처기): 1148~1227년. 중국 道士로 字는 通密, 道號는 長春子, 후에 長春眞人이란 號가 붙여졌다. 山東 棲霞 출신이다. 19세 때 출가해서 寧海 崑崙山에서 수도했다. 金나라 말기에서 元나라 초기에 걸쳐 全眞教 開祖인 王重陽의 七眞, 즉 高弟子 7명 중 한 사람이다. 1219년 西征 중이던 元나라 태조 칭기즈칸의 부름에 따라 제자 18명을 거느리고 사막을 건너 太祖와 만나 道教의 최고책임자란 칙명을 받고 燕京에 돌아왔다. 저서로는 당시의 여행기인 『長春眞人西遊記』와 문집인 『鳴道集』 『攝生消息論』 『磻溪集』 등이 있다.

409) 刌(촌): 자르다. 베다.

運用, 如檢譜對 奕奕[411]必敗, 如拘方治病病必殆. 緩急先後稍一失調, 或結爲癰疽, 或滯爲拘攣, 甚或精氣瞀亂, 神不歸舍, 遂成癲癇. 楊雨亭言 勞山深處, 有人兀坐木石間, 身已與木石同色矣. 然呼吸不絶, 目炯炯尙能視, 此嬰兒爍成而閉不能出者也. 不死不活, 亦何貴于修道, 反不如鬼之逍遙矣. 大抵仙有仙骨, 非藥石所能換, 仙有仙緣, 非情好所能結. 苟不知此而妄思衝擧, 因而致害者不一, 此人亦其明鑑也. 或曰: 以刃破其頂, 當尸解[412]去, 然則成仙須受一刃之刑矣, 人亦何樂而慕之耶? 若容成[413]·彭祖[414]之術, 尤爲邪道, 不得法者, 禍不旋踵, 眞得法者, 亦僅使人壯盛, 壯盛之極, 必有決裂橫潰之患. 譬如悖理聚財, 非不驟[415]富, 而斷無終享之理也. 門人王廷詔言, 有一道士精此術, 後遭雷殛[416]. 而妄人謂可求仙, 不亦傎哉!

【譯】

張柳吟의 按: 『閱微草堂筆記』에서는 '藥이란 질병을 攻伐하거나 氣血을 조절하고 보충하는 것이지, 養生을 위한 것이 아니다. 方士들의 丹藥은 草木金石에 불과하니 草木은 썩지 않을 수 없고 金石은 녹아 없어지지 않을 수 없어 그것들 자체도 존재할 수 없는데, 그런데도 그것들의 찌꺼기 기운을 빌려 오래 살겠다고 하는가?'라고 말한다. 또한, 옛 詩에는 '藥을 먹고 신선이 되고자 하네. 약의 잘못이 많기도 하구나' 하였다. 옛날 邱處機가 元太祖에게 말하길 "藥은 풀이고 精은 髓인데, 髓를 없애고 풀을 보

410) 微芒(미망): '微'는 '묘함, 희미함, 은밀함' 등의 뜻이고, '芒'은 '어둡고 분명하지 않은 모양, 넓고 아득한 모양'을 뜻한다.

411) 奕奕(혁혁): 활기찬 모양.

412) 尸解(시해): 道家에서 몸은 남겨두고 혼백만 빠져나가 신선이 되는 도술.

413) 容成(용성): 중국 전설의 임금인 헌원씨 때의 사람으로 曆書를 만들어 농업과 제사에 쓰게 했다고 전해진다. 方仙道의 대표적인 인물로 吐納·導引에는 彭祖, 房中術에는 容成公이 유명하다.

414) 彭祖(팽조): 殷나라 말기에 이미 700세가 넘었다는 神仙이다.

415) 驟(취): 갑작스럽다. 빨리 달리다.

416) 殛(극): 죽이다.

태는 짓은 주머니 속에 모은 금을 쇠로 바꾸는 것에 비유할 수 있습니다. 오래되면 금은 없어지고 쇠만 남을 것이니 무슨 이로움이 있겠습니까?”라고 말했다. 그러니 언제 죽지 않는 신선이 있었는가? 살아 있는 모든 것이 반드시 죽는 것은 物理의 항상성이니, 氣를 煉丹해서 神을 잡는 것은 모두 氣를 거스르고 神을 통제하는 일이다. 거스르고 통제하는 힘이 버티고 있어 氣가 모이고 神도 모이는 것이니, 만약 그 힘이 약해진다면 氣와 神이 흩어지게 되며, 흩어지면 죽는 것이다. 吐納, 導引의 術法을 보면, 비록 丹經에서 나왔지만 丹經으로 다 될 수 있는 것이 아니다. 나누어 쪼개어지는 節度가 지극히 妙하고 아득하니, 진실로 口訣을 통해서 고갱이가 전해지는 것이 아니라 法에 의거해서 운용되는 것이다. 만일 丹經의 圖譜만을 보고 기뻐하면 반드시 실패하는데, 이는 처방에 구애받아 병을 치료하면 병이 반드시 위험에 빠지는 것과 마찬가지이다. 緩急과 先後가 조금이라도 어긋나면 氣가 뭉쳐서 癰疽가 되거나 滯해서 拘攣이 되고, 심지어 精氣가 昏亂되어 神이 깃들기 어려워져서 결국 癲癇이 된다. 楊雨亭은 “勞山 깊은 숲 속 나무와 돌 사이에 어떤 사람이 우뚝 앉아 있었는데, 몸은 이미 나무와 돌과 같은 모습이었다. 그렇지만 호흡은 끊어지지 않았고 눈빛은 광채를 띠고 아직 볼 수 있었는데, 그는 어릴 때부터 수련을 하며 외부와 발길을 끊은 사람이었다. 이렇게 죽지도 살지도 않은 상태라면 修道를 하는 것에 무슨 貴함이 있겠는가? 오히려 귀신이 되어 떠도는 것만도 못하다”고 말했다. 대개 仙家는 仙骨로 타고나는 것이지 藥物이나 丹石으로 바꿀 수 있는 것은 아니다. 또한 仙家는 仙家의 緣이 있는 것이지 좋아한다고 맺어지는 것이 아니다. 만일 이를 모르면 망령된 생각이 치밀어 올라 해를 입는 경우가 적지 않으니, 이 사람 역시 좋은 본보기가 된다. 어떤 사람은 “칼로 정수리를 깨뜨려 마땅히 尸解해서 혼백만 빠져나가야 한다”고 말하는데, 그렇다면 신선이 되기 위해서는 반드시 칼을 맞는 형벌을 받아야 될 터이니 사람들이 무슨 낙으로 하고 싶어 하겠는가? 容成, 彭祖의 術法은 더욱 邪道이다. 제대로 체득하지 못하면 금방 禍가 생기고,

제대로 체득하더라도 겨우 몸만 壯盛해지는데, 지나치게 壯盛해지면 반드시 끊어지고 터지는 병이 생긴다. 비유하자면 도리에 어긋나게 돈을 모으면 猝富는 될 수 있어도 결코 평생 동안 잘 누리면서 살지 못하는 것과 같은 이치이다. 門人 王廷詔는 "이 술법에 정통한 어떤 도사가 있었는데, 나중에 벼락 맞아 죽었다"고 말한다. 이렇게 망령된 사람이나 "신선이 될 수 있다"고 말하니, 이 또한 잘못이 아니겠는가!

【原文】

雄按: 大熱大補之藥服而傷生者, 指不勝屈, 其初有小效終歸大害, 而尙可爲之挽救[417]者, 余案中所載多矣. 惟沈琴痴患類中, 廣餌熱補, 漸致四肢拘攣, 口不能言, 但飮食如故, 是痰火風邪盡補入絡也. 呻吟床蓐[418]者七載, 遍治不效而亡. 張越欽茂才室, 體極陰虧, 醫者謂陽能生陰, 輒與熱補, 遂至肉脫形消, 四肢痿廢, 是養筋之營液盡爍也, 不能下榻[419]者已數年矣. 姑[420]擧一二以爲後人鑑之.

【譯】

王士雄의 按: 大熱 大補한 藥을 복용해서 손상을 입은 사람은 셀 수 없을 정도로 많은데, 처음에는 조금 효과가 있는 듯하지만, 결국은 크게 해롭게 된다. 그래도 아직 구제할 수 있었던 사람들은 나의 醫案 중에 많이 기록하였다. 沈琴痴는 類中風을 앓았는데, 많은 熱藥으로 補하자 점차 四肢가 拘攣해지고 말을 할 수 없게 되었으며, 음식만은 정상적이었다. 이는 痰火 風邪가 絡脈에 들어가 가득 채운 상태였다. 7년 동안 병상에서 신음하다 여러 가지로 치료해도 효과가 없어 사망했다. 秀才 張越欽의 아내는 몸의 陰이 극도로 쇠약했는데, 의사가 "陽은 陰을 生한다"고 말하며 지속

417) 挽救(만구): 구해내다. 구제하다. 만회하다.
418) 蓐(욕): 깔개. 자리. 멍석.
419) 下榻(하탑): 침대에서 내려오다. 숙박하다. 투숙하다.
420) 姑(고): 잠시. 잠깐.

적으로 熱補를 하니, 마침내 肉脫되어 뼈만 남아 四肢를 쓰지 못하게 되었다. 이는 근육을 기르는 營液이 모두 녹아 버린 상태였으며, 병상에서 내려오지 못한 지 이미 여러 해였다. 잠시 한두 가지 예를 들어 뒷사람들에게 본보기로 삼고자 하였다.

【疏】

환자에 대한 의사의 責務 중 가장 先行되어야 할 것은 生命에 대한 판가름이다. 살 사람을 죽는다고 말해서는 안 되는 것은 물론, 죽을 사람을 살릴 수 있다고 豪言壯談해도 안 되는 것이다. 그런데 사실 '生命'이란 단순히 生의 과정뿐만 아니라, 死의 과정까지도 포괄하는 全一的 개념이다. 이는 우리 한의사들이 입에 달고 사는 '陰陽'에 그대로 代入되는 개념인 것이다. 즉, 生命에서의 '生'은 陽的인 生長의 過程이고, '命'은 陰的인 老死의 過程이다. 『內經』에서도 '獨陽不生 獨陰不長'이라 하여 陰陽의 錯綜에 의해 生命이 연속된다고 말하지 않았는가? 우리가 생활하는 하루 역시 낮의 활동이라는 陽과 밤의 수면이라는 陰이 갈마든 것이고, 우리의 人生 역시 하루하루의 陰陽이 쌓여서 一生이 완성되는 것이다. 하루에는 晝夜의 陰陽이 함께하고, 一生에는 生長老死의 陰陽이 함께하듯이, 삶이란 곧 죽음의 다른 이름에 불과한 것이다.

累時累代로 長生不死를 꿈꾸지 않았던 적은 한번도 없었다. 그러나 이는 儼存하는 현실의 이치와는 한참 동떨어진 夢幻에 불과하다. 생활의 진리가 일상의 보편타당함에 있는 것처럼 환자에게 적합한 처방 역시 八綱에 의거한 진단에 따라 常用의 方劑를 올바르게 선택하면 되는 것이다. 즉, 환자의 현재 病態를 陰陽, 表裏, 寒熱, 虛實에 의거하여 정확히 판단하고 거기에 알맞은 처방을 구사하는 것이 의사의 길이지, 무턱대고 偏僻한 氣味에 집착하고 이를 多用하는 것은 아니란 말이다. 의사는 아무리 뭐라 해도 환자의 목숨을 책임지고 있기에 더욱더 虛荒한 것에 물들어서는 안 된다.

詭　誕[421]

【原文】

醫藥爲人命所關, 較他事尤宜敬愼, 今乃眩奇立異, 竟[422]視爲兒戱矣. 其創始之人, 不過欲駭[423]愚人之耳目, 繼而互相效尤[424], 竟以爲行道之捷徑, 而病家則以爲名醫異人之處在此, 將古人精思妙法, 反全然不考, 其弊何所底止[425], 今略擧數端于下. 人中黃(腸胃熱毒偶有用, 入丸散者. 今入煎藥, 則是 以糞汁灌入而倒其胃矣.) 人中白(飛淨入末藥, 若煎服, 是以溺汁灌入矣.) 鹿茸・麋茸(俱入丸藥, 外證・痘證偶入煎藥. 又古方以治血寒久痢, 今人以治熱毒時痢, 腐腸而死.) 河車臍帶(補腎丸藥偶用, 今入煎藥, 腥穢[426]不堪. 又臍帶必用數條, 肆中以羊腸・龜腸代之.) 蚌[427]水(大寒腸胃, 前人有用一二匙 治陽明熱毒, 今人用一碗・半碗以治小兒, 死者八九.) 蚯蚓(痘證用一二條酒衝, 已屬不典[428], 今用三四十條, 大毒大寒, 服者多死.) 蜈蚣・蠐螬(卽桑虫)・蝎子・胡蜂(皆極毒之物, 用者多死, 間有不死者倖耳.) 石決明(眼科磨光[429], 鹽水煮, 入末藥, 今亦以此法入一切煎劑, 何義?) 白螺殼(此收濕糝[430]藥, 亦入煎劑, 其味何在?) 鷄子黃(此少陰不寐引經之藥, 今無病不用.) 燕窠[431]・海參・淡

---

421) 詭誕(궤탄): 터무니없다. 허황되다.
422) 竟(경): 처음부터 끝까지의. 온. 전부의.
423) 駭(해): 놀라다.
424) 效尤(효우): 自意로 악한 일을 흉내 내다. 나쁜 줄 알면서도 따라하다.
425) 底止(저지): 그치다. 멎다. 끝. 마지막.
426) 穢(예): 더럽다. 불결하다.
427) 蚌(방): 대합조개.
428) 典(전): 법. 책. 서적. 바르다. 옳다.
429) 磨光(마광): 반짝반짝하게 갈다. 윤을 내다.
430) 糝(삼): 곡물 따위를 잘게 간 것.
431) 窠(과): (새, 짐승의) 둥지. 보금자리.

菜・鹿筋・丑筋[432]・魚肚・鹿尾(此皆食品, 不入藥劑, 必須洗浸極淨, 加以薑・椒・葱・酒, 方可入口, 今與熟地・麥冬・附・桂同煎, 則腥臭欲嘔.) 醋炒半夏・醋煆赭石・麻油炒半夏(皆能傷肺, 令人聲啞而死.) 橘白・橘內筋・荷葉邊・枇杷核・楂核・扁豆殼(此皆方書所棄, 今偏取之以示異.) 更有宜炒者反用生, 宜切者反用囫圇[433], 此類不可枚擧.

【譯】詭誕

사람의 生命과 관련되는 醫藥은 다른 일들과 비교하면 더욱 경건하고 신중해야 한다. 요즘에는 奇怪한 것에 현혹되어 이상한 처방을 만드는데, 모두 보면 어린아이 장난 같은 짓이다. 그 짓을 처음 만들어 시작한 사람은 그저 어리석은 이들을 놀라게 하려는 것이었지만, 그것이 계속되면서 서로 나쁜 짓을 흉내 내다 결국은 의사 노릇의 지름길이 되고 말았고 환자들도 이렇게 해야 名醫나 異人이라고 여긴다. 古人의 정밀한 생각과 신묘한 治法은 전혀 생각지 않으니 어디까지 가야 그 폐단이 멈출 것인가? 여기서 몇 가지 사례를 간략하게 열거한다.

人中黃(腸胃熱毒에 쓰는데 丸이나 散에 넣는다. 요즘은 煎湯에 넣어 똥물을 마시게 하니 胃를 뒤집어 놓는다), 人中白(水飛해서 깨끗이 한 후에 가루약에 넣는다. 煎湯해서 복용한다면 오줌물을 마시는 셈이다), 鹿茸・麋茸(모두 丸藥에 넣는다. 外證, 痘證에 맞게 煎湯藥에 들어간다. 한편, 古方에서는 血寒久痢를 치료했지만, 요즘은 熱毒時痢를 치료하니 腸을 썩혀 죽게 된다), 紫河車・臍帶(補腎하는 丸藥에 알맞게 쓰는데, 요즘은 煎湯藥에 넣으니 비리고 더러운 냄새를 참을 수 없다. 한편, 臍帶는 반드시 여러 개를 써야 하는데 약방에서는 羊腸・龜腸으로 대용한다), 蚌水(腸胃를 大寒하게 하므로 옛사람들은 한두 숟갈을 써서 陽明熱毒을 치료했다. 요즘은 한 사발이나 반 사발로 소아를 치료하니 십중팔구는 죽는

432) 丑筋(축근): 즉, 牛筋이다.
433) 囫圇(홀륜): 덩어리. 통짜.

다), 蚯蚓(痘證에 1~2개를 술에 타서 복용하는데, 요즘에는 이미 잘못되어 30~40개를 쓰니 大毒大寒해서 복용한 사람들이 많이 죽는다), 蜈蚣・蠐螬(즉, 桑蟲)・蝎子・胡蜂(모두 極毒한 약물이므로 복용한 사람들이 많이 죽는데, 죽지 않으면 다행이다), 石決明(眼科에서 눈을 밝게 하는 藥으로 소금물로 달여서 가루약에 넣는데, 요즘에는 이런 방법으로 모든 煎湯藥에 넣으니 도대체 무슨 뜻인가?), 白螺殼(收濕藥으로 가루내어 뿌리는데, 이 또한 煎湯하면 그 味가 어디에 있겠는가?), 鷄子黃(少陰不寐의 引經藥인데, 요즘에는 이 병이 없어 사용하지 않는다), 燕窠・海參・淡菜・鹿筋・牛筋・魚肚・鹿尾(이는 모두 식품인데 약재에 넣어서는 안 되고 반드시 깨끗이 씻어 생강, 후추, 파, 술 등을 첨가해야 비로소 먹을 수 있다. 요즘은 熟地黃, 麥門冬, 附子, 肉桂 등과 함께 달이니 비린 냄새로 욕지기가 생긴다), 식초로 볶은 半夏・식초에 담금질한 代赭石・麻油로 볶은 半夏(모두 肺를 상할 수 있어 사람들이 벙어리가 되거나 죽는다), 橘白・橘內筋・荷葉邊・枇杷核・楂核・扁豆殼(모두 醫書에서 없앤 약들인데, 요즘은 奇異함을 보이려고 편벽되게 취한다). 또한, 반드시 炒해야 하는데 오히려 生用하는 경우, 반드시 잘라서 써야 하는데 통째로 쓰는 경우 등 이런 종류는 일일이 다 열거할 수 없을 정도로 많다.

【原文】

以上各種, 其性之和平者, 服之雖無大害, 亦有小損. 至諸不常用及腥毒之物, 病家皆不能炮制, 必致臭穢惡劣[434], 試使立方之人取而自嘗之, 亦必伸舌攢[435]眉嘔吐穢逆, 入腹之後, 必至脹痛瞀亂, 求死不得, 然後深悔從前服我藥之人, 不知如何能耐此苦楚, 恨嘗之不早, 枉[436]令人受此荼

434) 惡劣(악열): 열악하다. 아주 나쁘다.
435) 攢(찬): 모을. 모으다.
436) 枉(왕): 굽다. 바르지 못하다. 쓸데없이.

毒[437]也. 抑思人之求治, 不過欲全其命耳, 若[438]以從未經驗之方, 任意試之, 服後又不考其人之生死而屢用之, 則終身無改悔之日矣. 嗟呼[439]! 死者已矣, 孰知其父・母・妻・子之悲號慘戚, 有令人不忍見者乎? 念及此, 能不讀書考古, 以求萬穩[440]萬全之法者, 非人情也. 以上所指, 皆近時之弊, 若後世此風漸改, 必不信世間有如此醫法, 反以我言爲太過者, 豈知幷無一語虛妄者乎? 又有疑我爲專用寒凉攻伐者, 不知此乃爲誤用溫補者戒, 非謂溫補槪不可用也. 愿世之爲醫者眞誠敬愼, 勿用非法之方, 世之求治者明察知幾[441], 勿服誣誕之藥, 則兩得之矣.

【譯】

이상의 여러 가지 중에 그 性이 和平한 藥은 복용해도 큰 피해는 없지만 작은 손실은 물론 있게 된다. 常用하지 않는 藥 및 비리고 毒한 여러 藥들은 모든 病家에서 炮制할 수 없기 때문에 반드시 나쁘고 더러운 냄새가 나게 된다. 立方한 의사에게 이것을 직접 맛보게 하면 의사 역시 혀를 내밀고 눈썹을 찌푸리며 더럽고 역한 것을 토해낼 것이고, 藥이 뱃속에 들어간 후에는 반드시 터질 듯이 아프고 혼란스러워 죽고 싶어도 죽지 못할 것이다. 그런 이후에야 '전에 나의 藥을 먹은 사람들이 이런 고초를 어떻게 견뎌냈는지 모르겠구나!' 하고 깊이 후회하고, '맛을 늦게 보아서 쓸데없이 사람들에게 이 나쁜 藥을 먹게 했구나!' 하고 한스러워한다. 그렇지 않고, 환자를 구하고 치료하는 것은 그 환자의 命대로 해주는 것에 불과하다고 생각하거나, 혹은 경험해 보지도 못한 처방을 제멋대로 시험 삼아 쓰거나, 환자가 약을 복용한 후에도 그 환자의 生死는 고려하지 않고 반복해서 약을 쓴다면, 죽을 때까지 悔改하는 날이 없는 것이다. 아아! 죽은 자는 이

437) 荼毒(도독): 害毒을 끼치다.
438) 若(약): 혹은. 및.
439) 嗟呼(차호): 탄식하는 소리.
440) 穩(온): 평온하다. 穩全이란 결점이 없이 완전함을 말한다.
441) 幾(기): 위태로움. 기틀. 조짐. 살핌. 거의.

미 죽었지만 사람들로 하여금 차마 눈뜨고 볼 수 없게 하는 그 부모, 처자의 슬픈 울음소리와 참담함을 누가 알겠는가? 여기까지 생각이 미치면 공부도 하지 않고 옛것도 詳考하지 않은 채 완전무결한 치료법을 구하는 것은 사람의 마음이 아니다. 이상에서 지적한 것들은 모두 요즘의 폐단이다. 만일 이런 풍조가 후세에 점차 고쳐진다면 후세 사람들은 世間에 이런 醫法이 있었다는 사실을 믿지 않고 도리어 내 말이 지나치다고 할 텐데, 그들이 내가 결코 한마디도 허망한 말을 하지 않는 사람이라는 것을 어떻게 알겠는가? 그리고 내가 寒凉한 藥으로 攻伐만 한다고 의심하는 사람도 있는데, 그들은 내가 이렇게 해서 溫補를 誤用하는 사람들을 훈계하려고 한 것이지 溫補를 전부 써서는 안 된다고 말하는 것이 아니란 점을 모르고 있다. 세상 의사들이 정말 성실하고 경건하며 신중해서 法이 아닌 처방을 절대 쓰지 말고, 세상의 환자들은 잘 살피고 위태함을 알아 터무니없는 藥을 복용하지 말기를 바란다. 그러면 의사와 환자 양쪽이 다 좋으리라.

【原文】

張按: 醫爲仁術, 仁者, 人之心也. 讀此而不知悔悟者, 是無人心也, 曷可以爲醫?

【譯】

張柳吟의 按: 醫는 仁術이고, 仁은 사람의 마음이다. 이 글을 읽고도 후회하여 깨우칠 줄 모른다면, 이는 사람의 마음이 없는 것이니 어떻게 의사라 할 수 있겠는가?

【疏】

굳이 生態論的 관점 등을 따지지 않더라도 주위의 모든 동식물은 우리와 더불어 사는 이웃들로서 살아 있는 생명체이다. 특정 야생동물을 약물로 사용해야 된다고 해서 1973년 워싱턴에서 체결된 CITES 협약(Convention on International Trade in Endangered Species of Wild Fauna and Flora)을 어겨서는 곤란하다. 지나친 비약이겠지만, 한센병 치료에 어린아이의 생간이 특효라고 해서 아이의 생간만을 고집할 수는 없지 않겠는가?

宗 傳[442]

【原文】

一切道術，必有本源，未有目不睹漢·唐以前之書，徒記時尙[443]之藥數種，而可爲醫者. 今將學醫必讀之書，并讀法開列于下，果能專心體察，則胸有定見，然後將後世之書，遍觀博覽，自能辨其是非，取其長而去其短矣.

『靈樞經』

此明經絡·臟腑之所以生成，疾病之所由侵犯，針灸家不可不詳考，方脈家略明大義可也.

『素問』

此明受病之源及治病之法，千變萬化，無能出其範圍. 如不能全讀，擇其精要切實者熟記可也.

『傷寒論』

此一切外感之總訣，非獨治傷寒也. 明于此，則六淫之病無不通貫矣.

『金匱』

此一切雜病之祖方，其諸大證，已無不備，能通其理，天下無難治之病矣.

---

442) 宗傳(종전): 宗旨의 전수.
443) 時尙(시상): 시대적 풍조. 당시의 풍조.

『神農本草』

『神農本草經』止三百二十種, 自陶宏景以後, 藥味日增, 用法益廣, 至明李時珍『綱目』而大備. 其書以『本經』爲主, 而以諸家之說附之, 讀者字字考驗, 則能知古人制方之妙義, 而用之不窮444)矣.

【譯】 宗傳

모든 道術에는 반드시 本源이 있다. 漢唐 이전의 책을 직접 읽어 보지 않고 한갓 당시에 유행하는 藥 몇 가지만 기억하고서 의사가 될 수 있는 사람은 없다. 이제 의학을 배우려면 반드시 읽어야 할 책 및 책 읽는 방법을 아래에 열거하니, 정말 專心으로 세심하게 살피면 마음에 바른 견해가 생길 것이다. 그런 다음 후세의 책들을 두루 넓게 섭렵하면 스스로 그 시비를 구분할 수 있게 되어 장점은 취하고 단점은 버릴 수 있을 것이다.

『靈樞經』

이 책은 經絡, 臟腑의 생성과 질병의 침범 이유를 밝혔다. 針醫는 반드시 자세히 고찰해야 하고, 藥醫라면 大義를 간략히 알아도 좋다.

『素問』

이 책은 병이 생기는 根源과 병을 고치는 治法을 밝혔다. 千變萬化하는 질병과 치법이라도 이 책의 범주를 벗어날 수 없다. 전부를 읽을 수 없다면 중요하고 필요한 부분만 선택해서 숙독해도 좋다.

『傷寒論』

이 책은 일체의 外感病 總結로서 傷寒만 치료하는 것이 아니다. 이 책에 밝으면 六淫의 병은 통하지 않는 것이 없게 된다.

---

444) 窮(궁): 막히다. 궁하다. 다하다. 궁구하다.

『金匱』

이 책은 일체 雜病의 祖方이다. 여러 가지 大證에 대해 전부 갖추어 놓았으니, 그 이치에 능통하면 천하에 難治病이란 없을 것이다.

『神農本草』

『神農本草經』에는 단지 320종의 약재가 있었는데, 陶宏景 이후로 약재가 날로 늘어나고 용법이 점차 넓어졌으며, 明代 李時珍의 『本草綱目』에 이르러 방대하게 갖추어졌다. 이 책은 『神農本草經』을 爲主로 해서 諸家의 설명을 붙였는데, 읽는 사람들이 꼼꼼히 고찰하고 경험하면 古人 製方의 신묘한 뜻을 알게 되고 약을 씀에 막힘이 없을 것이다.

【原文】

張按: 梁茝林中丞云『曲禮』曰 醫不三世, 不服其藥. 蓋古之醫師, 必通于三世之書, 一曰『神農本草』, 二曰『靈樞針灸』, 三曰『素問脈訣』. 『脈訣』可以察證, 『針灸』所以去疾, 『本草』所以辨藥, 非是三者, 不可以言醫, 注疏甚明. 若必云三世相承, 然後可服其藥, 將祖父二世行醫, 終無服其藥者矣. 俗多誤解, 故庸醫之世其家業者頗能溫飽[445]. 噫! 此醫學之所以日陋矣.

【譯】

張柳吟의 按: 中丞 梁茝林은 "『曲禮』에 '醫不三世면 그 약을 먹지 않는다'고 말한다. 대개 옛 醫師들은 반드시 三世의 醫書에 통달해야 했는데, 첫째는 『神農本草』, 둘째는 『靈樞針灸』, 셋째는 『素問脈訣』이다. 『脈訣』을 읽어야 病證을 살필 수 있고, 『針灸』를 읽어야 질병을 없앨 수 있으며, 『本草』를 읽어야 藥을 변별할 수 있으니, 이 세 가지가 아니면 의사라고

445) 溫飽(온포): 의식이 풍족한 생활을 말한다.

말할 수 없다"라고 하여 매우 현명한 注疏를 하였다. 만약 "반드시 의사의 가업이 三代가 이어져야 藥을 복용할 수 있다"고 말한다면 할아버지와 아버지가 의사일 때는 결국 藥을 먹을 수 없게 될 테니, 세속에는 이렇게 오해하는 경우가 많아서 돌팔이로 그 家業을 이어받은 사람도 풍족하게 잘 살 수 있게 되었다. 아아! 이러니 醫學이 날로 천박해졌다.

【原文】

雄按: 家學淵源, 繼述[446]無愧, 極是難事, 醫林中惟張季明[447]一人而已. 『陸氏三世醫驗[448]』一書, 楊素園大令謂其學問遞降[449], 亦是定評. 若不學無術, 徒藉祖父聲名以溫飽者, 更無論矣.

【譯】

王士雄의 按: 집안 학문의 淵源을 이어 가며 부끄러움이 없다는 것은 매우 어려운 일인데, 의학계에는 오직 張季明 한 사람만이 있을 뿐이다. 『陸氏三世醫驗』 한 권에 대해 大令 楊素園은 "그 학문이 후대로 잘 전해져 내려온다"고 말했는데, 이 역시 바른 평가이다. 배움도 없고 기술도 없이 헛되이 선대의 명성에 힘입어 잘 먹고 잘 사는 사람들은 다시 논할 것도 없다.

---

446) 繼述(계술): 前人이 하던 일이나 뜻을 이어 간다.

447) 張季明(장계명): 宋代 醫家로 이름은 杲, 新安(지금의 安徽省 歙縣 일대)人이다. 3代에 걸친 醫家 집안 출신으로 伯祖父인 張子充, 祖父인 張子發은 京洛에서 醫術로 이름이 있었고, 父親인 張彦仁은 의술에 더욱 정통했다. 張杲에 이르러 널리 고증하고 인용하여 『醫說』을 저술했는데, 여러 의심스럽고 어려운 雜證의 치료경험을 기록하여 상당한 실용적 가치가 있다.

448) 陸氏三世醫驗: 明代의 陸岳 및 그의 아들, 손자가 편찬해서 1838년 간행한 책이다.

449) 遞降(체강): 점차로 내려가다.

『外臺秘要』

『千金方』

二書匯集唐以前之經方·秘方, 及婦科·兒科·外科, 無所不備, 博大深微, 必明乎『靈』·『素』·仲景之書, 方能知所審擇, 不至泛濫而無所適從[450]矣.

婦科

兒科

婦人除經·帶·胎·産之外, 與男子同. 小兒除驚·癎·痧[451]·痘而外, 與老壯同. 所以古人幷無專科, 後人不能通貫醫理, 只習經·産·驚·痘等方藥, 乃有專科. 若讀前所列之書, 則已無所不能, 更取後世所著『婦人良方[452]』·『幼幼新書[453]』等參觀可也.

外科

其方亦具『千金』·『外臺』, 後世方愈多而法愈備, 如『竇氏全書[454]』·『瘍科選粹』, 俱可採取[455]. 惟惡毒之藥及輕用刀針, 斷宜切戒.

『御纂醫宗金鑒』

源本『靈』·『素』, 推崇『傷寒論』·『金匱要略』以爲宗旨, 後乃博采衆

---

450) 無所適從(무소적종): 어찌할 바를 모르다. 따를 데가 없다.

451) 痧(사): 홍역, 콜레라, 장염 등의 급성병을 말한다.

452) 婦人良方(부인양방): 1237년에 宋代의 陳自明이 편찬한 책으로 宋代 이전의 婦産科와 유관한 저서를 정리해서 편집했다.

453) 幼幼新書(유유신서): 1132년에 宋代의 劉昉이 편찬, 간행한 책으로 宋代 이전 소아과와 관련된 글들을 정리, 편집했다. 인용문헌은 모두 注를 달아서 출처를 밝혔다.

454) 竇氏全書(두씨전서): 『瘡瘍經驗全書』. 宋代의 竇漢卿이 편찬했다고 하는데, 실제로는 1569년에 竇夢麟이 明代 이전의 서적들을 모아서 편찬한 책이다.

455) 採取(채취): 채용하다. 취하다. 채택하다.

論, 嚴其去取, 不尙新奇, 全無偏執, 又無科不備, 眞能闡明聖學, 垂訓後人, 足徵聖朝仁民之術無所不周, 習醫者卽不能全讀古書, 只硏究此書, 足以名世, 何乃不此崇信, 而反從事于近世杜撰[456]無稽[457]之說耶?

【譯】

『外台秘要』

『千金方』

이들 두 가지 책은 唐代 이전의 經方, 秘方 및 婦科, 兒科, 外科 등을 전부 모아 구비하고 있는데, 넓고 깊이가 심오하며 『內經』과 仲景의 책에 매우 밝은 글이다. 이 책을 읽고 나서야 곧 살펴서 선택할 수 있게 되어 범람하는 이론에 어찌할 바를 모르게 되지 않을 것이다.

婦科

兒科

여성은 月經, 帶下, 胎産을 제외하고는 남성과 마찬가지이고, 아이는 驚, 癎, 痧, 痘를 제외하고는 어른과 마찬가지이다. 古人들은 전혀 전문적인 科를 나누지 않았고 後人들은 醫理에 통달하지 못했기 때문에 단지 經, 産, 驚, 痘 등의 方藥만을 익혀 專科를 두었다. 앞서 열거한 책들만 읽어도 안 될 것은 없지만, 다시 후세 저술인 『婦人良方』『幼幼新書』 등을 참고로 읽는 것도 좋다.

外科

外科의 처방 역시 『千金方』『外臺秘要』에 갖추어져 있는데, 후세에 처방이 많아지면서 治法도 많아졌다. 『竇氏全書』『瘍科選粹』 등의 책들은 모두 읽어 볼 만하다. 특히, 惡毒한 藥 및 경솔한 刀針의 사용은 절대 경

456) 杜撰(두찬): 근거나 출처가 확실치 못한 저술을 말한다.
457) 稽(계): 고증하다. 고려하다.

계해야 한다.

『御纂醫宗金鑒』

『靈樞』『素問』에 根源하고,『傷寒論』『金匱要略』을 崇仰해서 宗旨로 삼았다. 그 이후의 衆論을 널리 구하고 엄격하게 취사선택했는데, 새롭고 신기하다고 숭상하지 않았고 한쪽으로 치우침이 없게 하였다. 또한 여러 가지 모든 科를 갖추었고 진실로 聖學을 천명해서 後人들에게 교훈을 남겼으니, 백성을 사랑하는 聖王의 醫術이 두루 미치지 않는 곳이 없음을 충분히 徵驗했다. 의술을 공부하는 사람들이 古書를 전부 읽을 수는 없지만, 단지 이 책만 연구해도 세상에 名醫로 이름나기에 충분하다. 왜 이것을 믿지 않고 오히려 近世의 근거 없는 책이나 考證되지 않은 말들을 떠받드는가?

【原文】

雄按:『本草綱目』, 可謂集諸氏之大成矣. 踵[458]之者, 有劉若金之『本草述[459]』·倪純宇之『本草匯言[460]』, 趙恕軒之『綱目拾遺[461]』, 尤足以補李氏之闕失, 然皆不過貫穿[462]融匯于金元諸名家而已. 惟盧子繇『本草乘雅[463]』, 鄒潤安『本經疏證[464]』, 力追上古, 直溯[465]長沙, 抉[466]發精微,

---

458) 踵(종): 발뒤꿈치. 잇다. 계승하다.

459) 本草述(본초술): 1700년에 清代의 劉若金이 편찬·간행한 책으로『本草綱目』의 분류 순서에 따라 691종의 약물을 수록했는데, 水·火·土·金 등 30부로 나누었다.

460) 本草滙言(본초회언): 1624년에 明代의 倪朱謨가 편찬, 간행한 책으로 670종의 약물을 수록했다.『神農本草經』과 당시 諸家의 本草문헌을 모아서 번잡한 부분은 빼고 경험방을 덧붙였다. 卷의 서두에는 本草圖를 나열했는데, 각각의 本草들을 비교적 정밀하게 묘사하였다.

461) 綱目拾遺(강목습유):『本草綱目拾遺』. 1765년에 清代의 趙學敏이 편찬, 간행한 책으로『本草綱目』에 수록되지 않았거나 보충이 필요한 약물을 포함해서 총 921종의 약물을 다루었다.

462) 貫穿(관천): 관통하다. 꿰뚫다.

推闡盡致, 掃盡諸家蕪穢[467]而歸于至當. 學者幸生其後, 得讀其書, 從此而心惟神悟, 深造[468]有得, 庶上接神農之一脈哉.

【譯】

王士雄의 按: 『本草綱目』은 諸家의 이론을 모은 大作이라 할 수 있다. 『本草綱目』을 계승하여 劉若金의 『本草述』, 倪純宇의 『本草匯言』, 趙恕軒의 『綱目拾遺』 등의 책이 있었는데, 李時珍이 빠뜨린 것을 보충하기에는 충분하다고 하지만, 이 책들은 모두 金元시대의 여러 名醫들을 꿰뚫어 섞어 모은 것에 불과하다. 오직 盧子繇의 『本草乘雅』, 鄒潤安의 『本經疏證』만은 옛것을 힘껏 따라 바로 張仲景까지 거슬러 올라가 精微로운 것을 가려내고 極盡한 것만을 추천해서 여러 醫家들의 잘못된 이론을 말끔히 털어 내어 바르게 고쳤다. 배우는 사람이 다행히 뒤에 태어나 이 책들을 얻어 읽게 되어 이를 따라 心으로 생각하고 神으로 깨달으면 깊이 이루어 얻는 바 있을 터이니, 위로 神農과 더불어 하나의 脈으로 이어지게 될 것이다.

【疏】

부모를 잘 섬기는 것이 禮儀의 근본임은 再論할 필요가 없다. 그런데 禮

---

463) 本草乘雅(본초승아): 『本草乘雅半偈』. 明代의 盧之頤가 편찬한 책으로 부친 盧復이 지은 『本草綱目博議』를 토대로 증보해서 『本草乘雅』를 완성했다. 후에 원고가 흩어져 다시 기억을 더듬어 썼지만 절반가량만 복구가 가능했으므로 '半偈'란 이름을 붙였다. 『神農本草經』 약물 222종과 후대 수록한 약물 143종을 합해 모두 365종이 실려 있다.

464) 本經疏證(본경소증): 1832년에 淸代의 鄒澍가 편찬, 간행한 책으로 『傷寒論』 『金匱要略』 등의 醫書 중에 있는 약물의 배합이론을 분석해서 『神農本草經』에 注疏를 단 것이다.

465) 泝(소): 거슬러 올라가다.

466) 抉(결): 고르다. 가려내다.

467) 蕪穢(무예): 잡초가 무성하다. 몹시 황폐하다.

468) 造(조): 이루다.

儀를 잘 차리는 것은 단순히 父母를 위하거나 禮儀의 대상만을 위하는 것이 아니라, 사실은 자기 자신을 위하는 일이다. 역설적이지만 남을 섬기는 행위가 바로 자기 자신을 섬기는 행위이기 때문이다. 儒教를 현실적인 종교라고 일컫는 이유 역시 마찬가지이다.

한의사 중에서 韓醫學의 母胎가 『內經』 『傷寒論』 『神農本草經』임을 부정하는 사람은 아무도 없을 것이다. 『內經』은 醫學의 原理를 밝혀 놓았고, 『傷寒論』은 病證과 處方의 연결에 있어서 아주 작은 矛盾도 용납하지 않았으며, 『神農本草經』은 氣味를 포함한 한약의 藥性을 분명하게 파악해 놓았다는 점에서 이상의 세 가지 책은 三位一體로서 韓醫學의 祖宗이 되기 때문이다. 의사로서의 자부심을 위해서, 환자에게 떳떳하기 위해서는 물론이고, 궁극적으로는 의사와 환자 사이에서 고뇌하는 나 자신을 위해서 이 책들을 포함한 시대별 力著들을 耽讀해야 할 것이다.

역소자 소개(가나다순)

안세영 경희 한의대 졸, 한의학박사, 現 경희 한의대 교수
안영민 경희 한의대 졸, 한의학박사, 現 경희 한의대 교수
이병철 경희 한의대 졸, 한의학박사, 現 경희 한의대 교수
이진신 경희 한의대 졸, 한의학박사, 現 경희푸른한의원 원장
전창선 경희 한의대 졸, 박사과정, 現 약산한의원 원장
조정래 경희 한의대 졸, 한의학박사, 現 조정래한의원 원장

醫砭譯疏 값 12,000원

2006년 9월 1일 1판 1쇄

저 자 徐 靈 胎
역소자 안 영 민 외
발행인 임 경 환
발행처 **집 문 당**

413－756 경기도 파주시 교하읍 문발리 514-7
등 록 1971. 3. 23. 제 2-304호
영 업 부 (02)743-3192～3 팩스(02)742-4657
전자우편 sale@jipmoon.co.kr
편 집 부 (02)743-3096 팩스(02)743-3097
전자우편 edit@jipmoon.co.kr
홈페이지 www.jipmoon.co.kr

ISBN 89-303-1231-4

이 도서의 국립중앙도서관 출판시도서목록(CIP)은 e-CIP 홈페이지 (http://www.nl.go.kr/cip.php)에서 이용하실 수 있습니다.(CIP제어번호: CIP2006001555)